本书为中国中医科学院科技创新工程
（CI2021A00405）资助项目

古今儿童药膳

研究与应用

主　编　梁　佳　胡春宇

副主编　徐　杨　孟宇航　张　鄂

编　委（按姓氏笔画排序）

马文靖　王一珂　冯嘉蕾　张　鄂　郑珊珊

孟宇航　胡春宇　班施墨　徐　杨　梁　佳

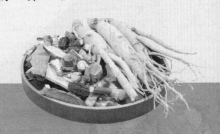

人民卫生出版社

·北　京·

图书在版编目（CIP）数据

古今儿童药膳研究与应用 / 梁佳，胡春宇主编．——
北京：人民卫生出版社，2025. 1. -- ISBN 978-7-117
-37579-5

Ⅰ．R247.1

中国国家版本馆CIP数据核字第2025MU0371号

人卫智网 www.ipmph.com	医学教育、学术、考试、健康，	
	购书智慧智能综合服务平台	
人卫官网 www.pmph.com	人卫官方资讯发布平台	

古今儿童药膳研究与应用

Gujin Ertong Yaoshan Yanjiu yu Yingyong

主　　编：梁　佳　胡春宇
出版发行：人民卫生出版社（中继线 010-59780011）
地　　址：北京市朝阳区潘家园南里 19 号
邮　　编：100021
E - mail：pmph @ pmph.com
购书热线：010-59787592　010-59787584　010-65264830
印　　刷：三河市宏达印刷有限公司
经　　销：新华书店
开　　本：889×1194　1/32　　印张：6
字　　数：115 千字
版　　次：2025 年 1 月第 1 版
印　　次：2025 年 2 月第 1 次印刷
标准书号：ISBN 978-7-117-37579-5
定　　价：49.00 元
打击盗版举报电话：010-59787491　E-mail：WQ @ pmph.com
质量问题联系电话：010-59787234　E-mail：zhiliang @ pmph.com
数字融合服务电话：4001118166　E-mail：zengzhi @ pmph.com

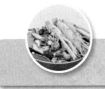

序

"民以食为天"。在中华民族数千年的保健养生经验中，中医学的食疗药膳占据了举足轻重的历史地位，并且在当代社会生活中持续发挥着不可替代的作用。唐代孙思邈在《千金要方》中强调："凡欲治疗，先以食疗，既食疗不愈，后乃用药尔。"这说明传统中医学非常强调药膳食疗在人类养生保健中的作用。

"儿以食为先"。儿童药膳，是针对儿童这一特殊群体的，根据"药食同源"中医传统理念指导下的一套完整的、传承有据的食疗体系。它注重儿童的生理特征和体质特点，采用相应的中药、食物搭配调制而成，用于维护儿童成长发育过程中"稚阴稚阳""脏腑娇嫩"和生机旺盛的生理特点，维护儿童在快速生长发育的过程中"养生当以食补"的安全性需求。简言之，儿童药膳因其安全、易被家长及儿童接受的优势，可以在日常生活中帮助儿童增强体质、预防疾病。

《古今儿童药膳研究与应用》一书，穷源竟委，旁征博引，溯源古籍，从中医学视角考察并阐释了古今儿童食材的性味特点和现代营养学价值，悉心总结了古今儿童食疗常用食材。本书还遵循古为今用、融会贯通的科学精神，严格严谨地筛选了儿童药膳的现代应用实践与科学研究成果，为现代社会中奋斗忙碌的年轻父母读者提供博古通今、易懂易学的应用指导。

本书详细阐释了感冒、腹泻、咳嗽等儿童常见病的辨证分型，并精选古籍食疗方，让读者能用到儿童日常保健中，具有较强的实用价值。

主编梁佳，曾经是我的博士研究生。她是一位严谨上进的医师、学者，更是一位爱心满满的母亲。她结合自身专业和生活实践，深耕于儿童食疗领域多年。本书汇集了她勤求博览和亲力亲为的研学成果，特此诚挚推荐给广大读者朋友们。

图　娅

2024 年 6 月 18 日于北京

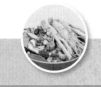

　　药膳食疗在中医养生保健中具有重要地位。在长期的生活和医疗实践中,历代医家积累了宝贵的药膳治病防病经验,形成了独特的药膳治疗保健理论。中医药学十分重视药膳与儿童健康成长及防治疾病的关系。儿童药膳是通过合理膳食达到辅助改善或疗愈小儿疾病的目的,具有味佳、效好、便利等特点。

　　《"健康中国 2030"规划纲要》《健康儿童行动提升计划(2021—2025 年)》等明确提出实施健康儿童计划的政策要求,不断强化儿童的健康管理意识。儿童药膳是在日常饮食中进行科学性干预,辅助调理,帮助儿童增强体质、预防疾病,对稳定提升儿童的健康素质有积极作用。其安全、便捷、简易的特点也易被儿童及家长接受。儿童药膳的研究与应用,是充分发挥小儿食疗作用的关键因素。

　　本书创作团队基于中国中医科学院科技创新工程中医文献学重大攻关研究项目中的儿童食疗文献研究,在继承前人理论和实践经验的基础上,经过系统整理和总结,博古通今,由博返约,阐释药膳理论,拓宽儿童药膳配制和使用思路,并分类说明儿童常见药膳方的使用要点。本书旨在教授读者于生活中巧妙地辅以药膳，帮助儿童强身健体、防病治病。需要说明的是，儿科疾病病证复杂多变，应及时就医并遵医嘱治疗。

鉴于作者水平所限，书中不足之处，竭诚欢迎读者批评指正。

编 者

2024 年 7 月

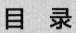

目　录

第一章

让儿童药膳走进餐桌

第一节　儿童药膳是什么

一、概述

药膳是在中医学理论和营养学理论的指导下，用中药和食物相配伍，通过烹调加工，制成形、色、香、味、效俱佳，具有防病治病、强身健体作用的特殊膳食。用于药膳的中药，按功效分类，以补虚药和消食药为主，同时具有补充营养和治疗疾病的双重性质，是构成药膳的基础。

儿童药膳是指针对儿童这一特殊群体设计，并在中医理论指导下，根据儿童的生理病理和体质特点，采用相应的中药食物搭配调制而成的膳食，是药膳学重要组成部分。儿童药膳方的组成，大部分为日常生活中常见的食物，配伍药食同源的药物或少量非药食同源的药物，具有药效和缓、不良反应小的特点。

《黄帝内经》(简称《内经》)强调了"五味入五脏"的理论,指出食物的五味与人体五脏有着密切关系。《神农本草经》详细记载了药物的药性、功效和使用方法。这些经典理论为儿童药膳的选材和烹饪方法提供了重要指导。古代儿科专著,如《小儿卫生总微论方》《幼幼新书》等,对儿童药膳也有着深入研究。这些专著详细阐述了儿童药膳的选材、用量、烹饪方法等方面的注意事项,为现代儿童药膳的发展提供了宝贵经验。鉴于儿童的生理特点以及生长发育的需要,儿童药膳在选材、用量、烹饪方法等方面都有其独特要求,需要专业人士以中医儿科理论为指导,结合儿童的年龄、体质以及季节等因素,选用适合的药物和食物,制订出适合儿童的食疗方案。儿童药膳可以提高儿童免疫力,预防疾病发生,也可以增强儿童的脾胃功能,促进营养的吸收和利用。

儿童的脾胃功能尚未发育完全,从而影响到对不同食物的消化和吸收。这样的生理特点决定了合理的饮食对儿童健康成长的重要性。儿童药膳,正是基于儿童的生理特点,通过食物和药物的合理搭配,达到调理脾胃、增强体质、预防疾病的目的。

目前,儿童药膳多用于预防和辅助治疗一些儿科常见疾病,如感冒、咳嗽、腹泻等。同时,儿童药膳也被用于调理儿童的脾胃功能、提高免疫力等,应用非常广泛。家长和医护人员可以根据儿童的体质和病情,选择合适的药物和食物，制订个性化的食疗方案。需要注意的是，对药物和食物用量的调整、烹饪方法的掌握等细节问题，只有通过不断地实践，我们才能更好地掌握儿童药膳的技巧和方法。

（一）儿童药膳的特点

儿童药膳与治病服药不同。它是在疾病治疗期间，通过适当饮食，对人体加以调养，增强体质，辅助药物发挥疗效，亦可以作为儿童保健手段之一。从营养学角度来讲，儿童药膳较普通食品更具优越性。它结合了药物和食物的优点，既满足营养和保健的需求，同时兼具药物的功效和食品的美味。

儿童药膳以中医学理论为指导，注重辨证施膳，重视儿童特殊生理特点。如：气虚者当用补气卫外的药膳，脾虚者当用益气健脾的药膳，而肾虚者当用强身补肾的药膳等。儿童药膳作为儿童疾病治疗的辅助方式，可通过药物与药膳相辅相成、相得益彰，发挥协同治疗的作用。儿童药膳在食材的选择上，基于本草学基本理论，重视发挥药物、食品之偏性、偏味，以调整脏腑功能之偏颇。根据不同疾病的特点，照护者选择相应的食材制作药膳。按照"热者寒之，寒者热之"的基本原则，针对热性疾病，选择具有清热泻火功效的凉性食材，如冬瓜、菊花、绿豆等；针对寒性疾病，选择具有温热散寒功效的食材，如肉桂、干姜等。儿童药膳的烹饪也颇为讲究，其以养生为核心理念，通过蒸、煮、熬、炖、浸泡等传统烹饪技术，尽可能地保护食物营养成分和药物药性不被破坏，并充分发挥食品和药物的协同作用，达到辅助治疗、预防疾病和保健强身的目的。

（二）儿童药膳的应用原则

1. 以阴阳平衡为度

《素问·阴阳应象大论》云："阴阳者，天地之道也，万物之纲纪，变化之父母，生杀之本始，神明之府也。"可见，调整阴阳平衡对人体健康的重要性。儿童药膳是在阴阳平衡思想的指导下，应用"虚则补之""实则泻之"的原则，利用食物或药物的偏味或偏性来配制，以调整和改善人体阴阳失调的状况，使之趋于平衡。

"实则泻之"，主要用于阴阳偏盛所致的实寒或实热病证。在"实则泻之"的原则指导下，医生通过辨证，对阴寒内盛的实寒证患儿，要以"寒者热之"的思路配制药膳，运用椒面粥、干姜粥等，起到温热散寒的作用；对阳热亢盛的实热证患儿，则要以"热者寒之"的思路配制药膳，运用芦根粥、薄荷饮、石膏粥等，起到清泄实热的作用。

"虚则补之"，主用于阴阳偏衰所致的虚热或虚寒病证。在"虚则补之"的原则指导之下，对阴虚阳亢的虚热证患儿，在配制药膳时采用"壮水之主，以制阳光"之法，采用二冬膏、玉竹粥等，达到滋阴泻火的目的；对阳虚阴盛的虚寒证患儿,在配制药膳时采用"益火之源,以消阴翳"之法,采用鹿角胶粥、肉桂炖瘦肉、附片炖肉汤等,达到温补阳气的目的。

读者在使用儿童药膳进行调理时,需要注意,在改善阴阳失衡的同时需考虑到儿童脏腑娇嫩、功能尚不完备等特点,尽量选择偏性或偏味较小的食物和药物。

2. 重视调理五脏功能

人体是以五脏为中心的有机整体,无论哪一脏出现病变,都会对其他脏腑的功能造成影响。儿童脾常不足,脾胃发育尚未完善。脾胃在五行属土,土生万物,为后天之本,气血生化之源,所有的膳食都要通过脾胃的受纳、运化,才可以转化为气血运行全身,滋养身体。所以,儿童药膳的防病治病功能,实施以后的效果,关键在于脾胃的功能状态。

当脾胃功能良好时,医生可根据患儿需要,依据各个脏腑的功能状态,以及各脏腑之间的五行生克关系,灵活配制药膳处方,促进脏腑功能恢复平衡,从而获得较好的治疗效果。比如咳喘患儿,辨证属肺热壅盛者,病位在肺,可以选择食用枇杷叶粥、鱼腥草粥等清肺化痰止咳的药膳辅以治疗;辨证属肝火上炎、木火刑金者,病位在肝,可以选择食用少量菊花茶、芹菜粥等能够清肝泻火的药膳;辨证属肾阴不足者,病位在肾,可以选择食用天门冬粥、山萸肉粥、瘦肉粥等滋补肾阴的药膳。

当脾胃功能欠佳时，医生应在调理脾胃功能的基础上，对病变脏腑加以调整，合理安排膳食。对有饮食停滞、消化不良的患儿，可先以山楂粥、神曲粥、鸡内金粉等健脾和胃消食；对痰湿困脾、阻碍运化的患儿，可先食用茯苓粥、薏苡仁粥等利水渗湿而健脾；对素有脾胃气虚的患儿，可先食用健脾糕、参芪粥、山药粥等补中益气健脾和胃。待儿童脾胃功能恢复后，再根据病情特点和病理表现，辅以相应的膳食调理。

3. 配以五味调和之用

药物与食物都有酸、苦、甘、辛、咸五味。《素问·至真要大论》言："夫五味入胃，各归所喜，故酸先入肝，苦先入心，甘先入脾，辛先入肺，咸先入肾，久而增气，物化之常也。"辛甘发散为阳，酸苦涌泄为阴。五味功用不同，对不同的脏腑有着程度不同的纠偏作用，合理地调配五味就可以达到滋养五脏、强健体魄的效果。然而，五味过量或者不足，也会导致相应的脏腑功能出现问题，诱发疾病。如多食辛则气散，多食咸则气坠，多食甘则气积，多食酸则气结，多食苦则气抑。医生需根据儿童具体情况，巧妙地利用五味的偏性，酌量搭配药膳，可以达到燮理五脏、流通精神的作用。

4. 重视三因制宜

儿童药膳的使用应该因人、因时、因地制宜，需要重视个体的差异和其所处的时令节气，以及地理位置的差异。照护者根据四时气候条件、地域特点、生活习惯，以及儿童年龄、性别、体质、身体状态等不同，相应地改变膳食的配制。因此，有同病异膳、异病同膳的现象。

在因人制宜方面，《随息居饮食谱》记载，黑大豆，性滞壅气，小儿不宜多食，恐其咀嚼不细，最难克化也。《本草从新》认为，小儿不可多食栗，生食则难化，熟食则滞气；同样，小儿也不宜多食芡实，因其甚难消化。

在因时制宜方面，陶弘景在《养性延命录》中记载："春宜食辛，夏宜食酸，秋宜食苦，冬宜食咸，此皆助五脏、益血气、辟诸病。"又载："春不食肝，夏不食心，秋不食肺，冬不食肾，四季不食脾……尤顺天理。"春季宜多疏肝，夏季宜多清心，秋季宜多养肺，冬季宜多益肾。药膳的食材选择也应随时令而变。

在因地制宜方面，不同地区有不同的膳食特点。滇南、岭南、盱江等地区的儿童药膳颇具地方特色。《增补食物本草备考》就载有大量岭南特色食材品种，同时记载了其在小儿食疗中的运用。

二、儿童药膳的发展历程

儿童药膳自远古至现今，源远流长，在生活实践中不断发展，至今在临证中仍有较大的实用价值，是中医宝贵遗产中的珍品，已成为一门独具特色的学科。

（一）远古时期

民以食为天。早在远古时期，人们在觅食过程中发现了某些动物、植物不但可以作为食物充饥，而且具有药用价值。《淮南子·修务训》记载："神农……尝百草之滋味，水泉之甘苦，令民知所避就，当此之时，一日而遇七十毒。"这句话生动地描述了先民寻找食物时，避开有毒之品，摄取无毒之品的情景。在不断尝试的过程中，人们发现很多食物可以解除疾病所带来的痛苦，也有些食物具有强身健体的作用。于是，许多既可果腹，又可疗疾的食物为人们所重视。此所谓"药食同源"。"药食同源"，应理解为源于同一发现过程，不能简单地理解为"食即是药、药即是食"。

火的利用，创造性地开拓了食物加工制作的方法。"火上燔肉""石上燔谷"使食品更符合卫生要求，也使人们能够获得更丰富的营养，从而提高了身体素质与抗病能力，对健康保健起到了积极的促进作用。

早在甲骨文与金文中就已经有了"药""膳"二字。现代考古学家已经发现许多原始时期的药性食物，也发现了一些处于原始时期的民族会制作具有治疗作用的食品。

也就是说，在远古时期已经出现了药膳的雏形。

（二）先秦时期

先秦时期，药膳食疗相关的文字记载开始丰富。

商代，伊尹制汤液，著《汤液经》，以烹调之法疗疾，为食疗理论萌芽提供了基础。《周礼·天官》所载的四种医中，食医居于疾医、疡医、兽医之首。食医的职责是执掌王室的饮食。食医所从事的工作与现代营养医生的工作类似，主要掌理调配"六食""六饮""六膳""百馐""百酱"的滋味、温凉和分量。可见当时已经明确了饮食与健康的密切关系。《周礼·天官》还记载了疾医主张用"五味、五谷、五药养其病"，疡医则主张"以酸养骨，以辛养筋，以咸养脉，以苦养气，以甘养肉，以滑养窍"等。可见，中国早在西周时代就有了丰富的药膳理论知识，并出现了从事药膳制作和应用的专职人员。而《论语·乡党》所载"食不厌精，脍不厌细……鱼馁而肉败不食，色恶不食"等，是从养生保健的目的出发，提出的通过饮食调理，以防止疾病发生的理论。

《黄帝内经》所载"五谷为养，五果为助，五畜为益，五菜为充""谷肉果菜，食养尽之"等，强调食物互相配合，综合运用，取长补短，充分发挥食物营养对人体的积极作用，以达到治愈疾病的目的，为儿童药膳发展提供了理论基础。《灵枢·五味》云："谷始入于胃，其精微者，先出于胃之两焦，以溉五脏，别出两行，营卫之道。"《灵枢·营卫生会》云："人受气于谷，谷入于胃，以传于肺，五脏六腑皆以受气。"说明水谷入胃中，化生精微以濡养人体五脏，体现出饮食营养对人体五脏健康的重要性。《素问·生气通天论》云："是故谨和五味，骨正筋柔，气血以流，腠理以密，如是则骨气以精,谨道如法,长有天命。"说明五味的调和能使人体骨骼正直,筋脉柔和,气血流通,腠理周密。因此,在应用食疗药膳时,也需遵循五味的调和。

中药的性味理论对食疗药膳有着重要的指导作用。食物跟药物类同,可分阴阳,有寒、热、温、凉四性,酸、苦、甘、辛、咸五味,对应肝、心、脾、肺、肾五脏。正如《素问·脏气法时论》所说:"肝色青,宜食甘,粳米、牛肉、枣、葵皆甘。心色赤,宜食酸,小豆、犬肉、李、韭皆酸。肺色白,宜食苦,麦、羊肉、杏、薤皆苦。脾色黄,宜食咸,大豆、豕肉、栗、藿皆咸。肾色黑,宜食辛,黄黍、鸡肉、桃、葱皆辛。"人们根据不同的体质类型和疾病情况,辨证选用不同性味的食物,进行针对性的调养治疗,可起到养生防病或协助治疗的作用。当然,《黄帝内经》也明确指出了多种病证的食物禁忌,如《灵枢·五味论》指出"五味入于口也,各有所走,各有所病""酸走筋,多食之令人癃;咸走血,多食之令人渴;辛走气,多食之令人洞心;苦走骨,多食之令人变呕;甘走肉,多食之令人悗心"。《素问·五藏生成》也强调了过食五味的危害:"多食咸,则脉凝泣而变色;多食苦,则皮槁而毛拔;多食辛,则筋急而爪枯;多食酸,则肉胝䐃而唇揭;多食甘,则骨痛而发落。"食物都有气味的偏胜,如过食偏嗜都不利于身体健康。

有关食疗药膳的实践运用,《吕氏春秋·本味》认为,姜和桂都是辛温之品,既是烹调中常用的调味品,又是抵御风寒的良药,以此二物烹调成汤液,可作食品,又可作汤药。这说明商代已有了朴素的饮食疗法。战国时期的《五十二病方》有以雷丸和猪膏外用治疗小儿痫病的记载,可见在先秦时期已经有小儿食疗的具体应用。从商朝开始到战国时期,食疗药膳体系已经从简单的理论过渡到实践运用。

（三）秦汉时期

秦汉时期的医家已经开始重视膳食的运用,丰富发展了食疗药膳理论。成书于东汉时期的《神农本草经》是我国已知最早的药学著作,书中记载365种药物,其中有59种为食物,可知当时用食物作药用的经验是比较丰富的,并且没有明确的药食界限,如菊花、葛根、枸杞、茯苓等。《神农本草经》虽未具体体现药食两用的论述,但后世详细记录了书中提到的各药物的归经性味,以及其食疗食养作用,为饮食保健理论奠定了基础。东汉时期张机(字仲景)在《伤寒杂病论》中记载了很多食物药物共存的方剂,如当归生姜羊肉汤就是一首著名的食疗方。《伤寒杂病论》中关于食疗的运用不仅体现在方剂中使用大量的食物,还体现在食物与药物的炮制上的运用、以食物送服药物以及病后的食物调理等。张仲景重视后天,善用饮食疗法顾护脾胃之气,多使用甘味药物,常用热粥、冷粥、米汤、米粉、小麦汁、大麦粥、食糜、糜粥助药力,扶正气。如"白饮和服""香豉一合,用热汤七合,煮作稀糜,去滓,取汁和散,温服取吐"等,切合病情同时顾护脾胃,为后世小儿食疗应用开拓了思路。张仲景在《金匮要略·禽兽鱼虫禁忌并治第二十四》和《金匮要略·果实菜谷禁忌并治第二十五》中提出"正月勿食生葱,令人面生游风""三月勿食小蒜,伤人志性"等,以及强调饮食有节,提出"服食节其冷、热、苦、酸、辛、甘",丰富了食疗食养理论,为后世小儿食疗的运用提供了丰富的理论指导。

(四)隋唐时期

隋唐时期儿科医学已具雏形。这一时期由于经济文化的繁荣发展和对外交流的频繁开展,使得中医食疗食养理论迅速发展,产出了许多食疗食养的相关著作,如孟诜的《食疗本草》和孙思邈的《千金要方》。《食疗本草》是我国现存的第一部食疗专著,《千金要方》的食治篇是我国现存最早的食疗专篇。《食疗本草》列出了许多可用于小儿食疗食养的药物,以及相关食疗方法和小儿食疗禁忌。《千金要方》也提到了小儿疾病的治疗药物、治疗方法和食疗食养方案。食疗药物,如牛乳汁,味甘,微寒,无毒,可补虚羸、止渴,入生姜、葱白,可以止小儿吐乳及补虚劳;治疗宜忌,如小儿鹅口疮的治疗,不能让小儿饮乳,需以黍米汁涂之。这个时期,小儿食疗方以汤、粥、散、丸剂为主,食疗方组成均为生活中的常见食材,简单易得,且制作简便。从此,小儿食疗食养的理论体系逐渐建立。

（五）宋金元时期

宋金元时期，食疗食养越来越受到政府、民众的重视，食疗养生著作也蓬勃发展，如元代忽思慧的《饮膳正要》、宋代陈直的《寿亲养老书》、宋末李鹏飞的《三元参赞延寿书》等。在此基础上，小儿食疗食养药膳理论也不断发展完善，官修方书中对儿童食疗药膳也进行专篇论述。《太平圣惠方》是我国现存最早的一部官修方书，书中列"食治小儿诸方"专篇，涉及小儿心脏积热、小儿呕吐心烦、小儿水气、小儿下痢、小儿小便不通5种疾病，包括11个小儿食疗方，且均为粥方，体现出医家重视顾护小儿脾胃的思想。另外，《小儿药证直诀》载："小儿易为虚实，脾虚不受寒温，服寒则生冷，服温则生热。当识此，勿误也。"由此可见，医家在临证施治时，非常重视顾护小儿脾胃之气。朱丹溪的《格致余论·慈幼论》是专门探讨幼儿养生之法的专篇，其在"阴常不足，阳常有余"的基础上，进一步提出小儿"惟阴长不足"的理论，在小儿的养护上，常用养阴法。这个时期的小儿食疗食养方以粥、丸、散、膏、汤剂为主，《太平圣惠方·食治小儿诸病》列出的食疗方均为粥方，《小儿药证直诀》丸散剂也常用米饮调服，其中的丸剂常用面或蜜糊，起到缓效作用。在组方配伍上，食材的取用较前丰富，使用上也更加灵活，不拘泥于固定剂量，而是根据小儿情况辨证加减。另，在此时期，食疗食养方的制作方式在种类上也较前丰富，如《太平圣惠方》常用煮、煎、研末、调和等方式,《三因极一病证方论》用到了煮、研末为丸、煎等方式。

（六）明清时期

明清时期,提倡素食的思想得到进一步的发展,如黄云鹄所著的《粥谱》、曹庭栋的《老老恒言》均重视素食,不仅使食疗学、营养学思想得到深化,也大大推进了养生学的发展。

明清时期的食疗食养著作也很丰富,如清代费伯雄的《食鉴本草》、清代章穆的《调疾饮食辨》,以及清代尤乘的《寿世青编·病后调理服食法》等。同时,该时期也有大量的儿科医学著作问世,如明代王肯堂的《证治准绳·幼科》、清代王锡鑫的《幼科切要》,以及清代郑玉坛的《彤园医书·小儿科》等。这些著作中均有相当篇幅提及小儿食疗食养和药膳的相关内容。在具体运用上,该时期医家除了沿袭宋金元时期对脾胃之气的重视,更重视谷物在小儿食疗上的运用。如《证治准绳·幼科》用到了各种"米"及其制品,如陈米、粳米、糯米、粟米、米汤等,还提出了不少小儿饮食宜忌。例如在小儿五疳的治疗篇中提出:"一岁儿三丸,不拘时,米饮下,日三服。忌猪肉。"明清时期是小儿食疗药膳集大成的阶段,由于医家对小儿四大证产生了较激烈的学术争鸣,所以有较多小儿痘疹专著问世,在一定程度上也丰富了小儿痘疹、稀痘的食疗法。如《随息居饮食谱》提出治疗小儿稀痘,用橄榄核磨浓如糊,频与小儿服之。另外,在食疗食材方面,该时期有更多的救荒本草被发现,以及更多的舶来药物和食物进入。例如,《救荒本草》的蒲笋及《本草纲目拾遗》的甘储(番薯)用于治疗小儿疳积,《饮食须知》载小儿不宜食用落花生等。

明清之前,小儿食疗食养方的制作简单易行,且多无运用两种以上制法的复杂操作;明清时期,小儿食疗方的制作也较前更为精细。如《医学衷中参西录》对益脾饼制作过程的描述,要求每味药物或食物各自轧细,焙熟,再将干姜轧细,共和枣肉,同捣如泥,做成小饼,在木炭火上炙干。空心时,当点心,细嚼咽之。

三、儿童药膳发展现状

儿童食疗食养药膳是在中医理论指导下,通过合理膳食达到小儿养护或辅助疗愈小儿疾病的方式。我国现存最早的儿科专著《颅囟经·脉法》提出"凡孩子三岁以下,呼为纯阳,元气未散"。后世医家多以纯阳之体论述小儿生机蓬勃、发育迅速的特征。《温病条辨·解儿难》提出:"小儿稚阳未充,稚阴未长者也。"小儿具有脏腑体窍柔嫩,容易受外来邪气干扰,疾病传变迅速的特点。清代陈当务在《证治要义》中提及"爱儿须爱食",说明适当地运用小儿食疗食养不仅能强化中医药疗效,还能助力小儿养护、调理。食疗方的组成,大部分为日常生活中常见的食物,配伍药食同源的药物或少量药物，可起到平和的治疗调理作用。早在隋代《诸病源候论》已认识到小儿脏腑娇嫩，宋代《小儿药证直诀》也提出小儿"成而未全，全而未壮"的生理特点，因此，小儿食疗食养方多选用功效缓和，具有补益作用的药物、食物，以最大限度地降低对小儿的伤害。

饮食对于每个人来说都至关重要。通过食物来防治疾病是日常生活中常见的方法。比如，近视的朋友会选择多食用乳制品、蔬菜、新鲜水果等；想要孩子长高的家长会给孩子提供乳制品；贫血的朋友会选择猪肝、番茄、苹果等。相比难以下咽和有不良反应的苦涩药物来说，膳食是更容易令孩子接受的疗养方式。合理的膳食搭配，不仅为儿童的正常生长和智力发展提供必要的物质支持，也为儿童的身心健康提供保障，并且可以达到预防和辅助调理疾病的作用。

第二节　儿童药膳怎么用

一、因地制宜——关注所处生活环境

我国幅员辽阔，由于地域、气候条件及生活习惯的不同，各地人们的饮食习惯差异也很大。《素问·阴阳应象大论》载有"东方生风""北方生寒""西方生燥""南方生火""中央生湿"，指出五方的气候各不相同。《素问·异法

方宜论》进一步指出五方地理环境、气候因素的不同,导致人的生活习惯、饮食特点的差异。《素问·异法方宜论》云:"故东方之域……其民食鱼而嗜咸……故其民皆黑色疏理""西方者……其民陵居而多风,水土刚强,其民不衣而褐荐,其民华食而脂肥""北方者……其民乐野处而乳食""南方者……其民嗜酸而食腐,故其民皆致理而赤色""中央者……其民食杂而不劳",论述了生活在不同地区的人们,受着不同地理因素的影响,形成了不同的生活习惯和生理特征。不同地域之人饮食习惯、生活起居要根据所处的生活环境进行适当调整,能够做到"节饮食""适寒暑",方能"安居处"而"长生久视"。

我国东南沿海地区,气候温暖潮湿,居民易感湿热,宜选清化之品,宜食清淡除湿的食物;西北高原地区,气候寒冷干燥,居民易受寒伤燥,宜用辛润,宜食温阳散寒或生津润燥的食物。关于感冒的治疗,西北多用葱豉粥、姜糖苏叶饮等解表,东南地区选食干葛粥、桑菊薄荷饮等解表。当然,各地区人们的口味习惯也不同。如山西、陕西居民多喜食酸,云贵川等地居民喜食辛辣,江浙等地居民则喜食甜咸味,东北、华北各地居民又喜食咸与辛辣,在选择食物配料和调味时应予以兼顾。

二、因时制宜——关注日常气候变化

《内经》云:"夫人生于地,悬命于天,天地合气,命之曰人。""夫百病者，多以旦慧昼安，夕加夜甚。"说明人为天地之气阴阳和合而生，与自然界是一个有机整体，天地四时的变化会对人体生理病理产生直接影响，四时用药亦当顺应时令。因此，饮食调护时，为了减少自然界的变化对人体的影响，必须注意季节、气候、时辰特点，采用相适宜的方法，选择相适应的食物和药膳。

《素问·四气调神大论》提到"春夏养阳，秋冬养阴"，即养生应顺应季节特点。《素问·六元正纪大论》根据四时气候的变化提出"用热远热""用温远温""用凉远凉""用寒远寒"的治疗原则。即在气候寒凉的季节，不宜食用寒凉的药物或饮食；在温热的季节，不宜食用大温大热的药物或饮食。通常，冬季用附片羊肉汤、夏季用茉莉花茶。《周礼》的"食医"则根据四时机体所需五味的特点，主张饮食调味应"春多酸、夏多苦、秋多辛、冬多咸，调以滑甘"。《素问·脏气法时论》《灵枢·五音五味》等篇提到五脏应五季，五季食物各有所宜。

春天万物复苏，阳气生发，五脏属肝，主气为风，适宜升补。《素问·至真要大论》说："诸风掉眩，皆属于肝。"故食疗药膳治疗宜顺应天时，以生发阳气，畅达气机，应选滋养肝阴、平肝息风作用为主的药食。宋代苏颂主张："昔人正月节食五辛，以辟疠气，谓韭、葱、菇、蒜、姜也。"李时珍也在《本草纲目》引《风土论证》里的主张"以葱、蒜、韭、蓼、蒿、芥辛嫩之菜，杂合而食"。辛温的食物，具有温补阳气、祛风除寒和保养人体生发之气的作用。早春时节，乍暖还寒,忽冷忽热,阴寒之气渐渐退去、阳刚之气开始生发,此时,应少吃或不吃性寒的食物,以防止阻遏阳气发越之力。又因肝应春,春季肝气旺盛,常影响脾胃消化吸收功能,故春天宜"省酸增甘"以养脾气,调养脾胃。春季可食用首乌肝片、杞叶猪肝汤、防风粥、芎芷鱼头汤等,来补肝益肾、防风固表。

夏季气候炎热而多雨,暑热夹湿,耗气伤阴,"夏气热,宜食菽以寒之,不可热也"。故饮食要少食羊肉等热性食物,多食用诸如冬瓜、苦瓜、黄瓜、豆芽、绿豆等补气养阴、清热祛暑的食物。"心主夏……脾主长夏。""苦入心,甘入脾。"夏季分初夏与长夏,初夏天气已热,五脏属心,宜于清补;长夏天气炎热,主气为暑,五脏属脾,宜于淡补。孙思邈言:"夏七十二日,省苦增辛,以养肺气。"因"苦入心",味苦之物能助心气而制肺气,故多食辛味食物,可避免心气偏亢,有助于补益肺气。长夏为夏秋之交,此时天热下降,地湿上蒸,湿邪困脾,为一年之中湿气最盛的季节,药膳多选用冬瓜、丝瓜、茯苓、薏苡仁、扁豆、山药、莲子等淡渗利湿健脾之品。夏季可食用绿豆薏米粥、赤小豆粥、芦根荷叶粳米粥、银花甘草茶、菊花枸杞茶、苦瓜山药煲排骨等,来解暑利湿、清热生津。夏季可多选用粥食,生津养阴以免因津液损失过多而伤津耗气。

秋季气温逐渐转凉,五脏属肺,肺为娇脏,喜清肃濡润而恶燥,宜于平补。但秋季主气为燥,燥气袭人,燥能伤津,此时口、咽、皮肤等均感干燥,故秋季饮食可多食些清燥润肺、滋阴养血之品,例如百合、阿胶、豆浆、芝麻、银耳、鸭蛋、沙参、麦冬、蜂蜜、乌骨鸡、猪肺、花生、核桃等,以顺应肺气清肃下降的特点。秋天宜"少辛增酸"。因肺气胜于秋,秋天宜收不宜散,少食辛味以防肺气太盛,损伤肝功能;酸味有利于肺气收敛,而辛味发散泻肺,故尽可能少食葱、姜、蒜、韭、椒等辛味之品,适当多食一点酸味蔬果,例如石榴、枇杷、梨、山楂、苹果、柚子、柠檬等,以利肺气。秋季燥气与风相合形成风燥之邪,应遵循"秋季养阴"的法则,选择滋补润肺、清热降火、滋阴润燥的膳食。秋季可食用杏仁萝卜猪肺汤、川贝秋梨膏、玉竹瘦肉汤、沙参麦冬炖排骨、蜜蒸百合等,来滋阴防燥、润肺生津。

冬季气温寒冷,主气为寒,寒为阴邪,主收引,易伤阳气,五脏属肾,肾主藏精,宜于温补。冬季阴气极盛,阳气、精气内藏,万物生理功能低下。故有"冬三月,此谓闭藏""冬气之应,养藏之道也""冬不藏精,春必病温"之说。因此,人要顺应自然界阴气闭藏之机,注重养护肾气,使肾精充足。冬季人体的生理活动有所收敛,滋阴潜阳,为来年的"春生夏长"做储备。冬季食疗药膳应遵循"寒则温之"的原则,适宜用温补药膳,补阳御寒,慎食寒凉及过于辛燥之物,以免伤阳或滋生内燥。如多选食羊肉、牛肉、鹅肉、牛奶、鸡蛋、鱼类、虾、木耳、核桃、白薯、栗子等。冬季可食用当归生姜羊肉汤、附片羊肉汤、黄芪桂圆红枣粥、干姜粥等,来温阳补肾、补气填精,适合营养不良或抵抗力差的人群。

自然界有寒、凉、温、热四时气候，食物也有四性五味。人们日常生活饮食要与气候相适应，才能调养机体，健身防病。人类作为自然界的一部分，欲得安康，要根据自然界春生、夏长、秋收、冬藏的规律变化以调摄人体。"因时制宜"理论充分体现了中医养生思想的整体观念和辨证论治在药膳养生保健中的原则性和灵活性。

医护人员在对疾病辨证施食时也应注意季节气候特点。以感冒为例：春夏感冒，可选食桑菊薄荷饮、荷叶粥等辛凉膳食；秋冬感冒，可选食生姜红糖茶、葱豉粥等辛温解表膳食；长夏感冒，乃因阳热下降，水气上腾，湿气充斥，故在此季节感受湿邪者较多，湿为阴邪，其性趋下，重浊黏滞，容易阻遏气机，损伤阳气，药膳宜用解暑汤。

三、因人制宜——关注儿童个体特点

由于人的性别、年龄、体质、生活习惯的不同，每个人都有各自不同的生理特点或体质特点，所以其药膳食疗调护也应因人而异。《灵枢·阴阳二十五人》曰："审察其形气有余不足而调之，可以知逆顺矣。"《灵枢·寿夭刚柔》云："人之生也，有刚有柔，有弱有强，有短有长，有阴有阳。"说明体质源于先天，得养于后天，脏腑气血阴阳的强弱不一，故体质亦异。王琦教授指出，体质是个体生命过程中，在先天遗传和后天获得的基础上的一种客观存在的生命现象，其表现形式是形态结构、生理功能以及心理状态等方面综合的、相对稳定的特质。比如阴虚体质应滋阴降火，宜多食瘦猪肉、鸭肉、绿豆、冬瓜等甘凉滋润之品，少食羊肉、韭菜、辣椒、葵花子等性温燥烈之品。如药膳莲子百合煲瘦肉，适于阴虚质见干咳、失眠、心烦心悸等症者食用。

《灵枢·逆顺肥瘦》云："年质壮大，血气充盈，肤革坚固……此肥人也……瘦人者皮薄色少，肉廉廉然，薄唇轻言，其血清气滑，易脱于气，易损于血……壮士真骨，坚肉缓节监监然……婴儿者，其肉脆，血少气弱。"论述了肥人、瘦人、壮人、婴儿内在气血盛衰、皮肉坚脆情况各不相同。小儿稚阴稚阳，脏腑娇嫩，气血未充，生机旺盛。因此，应以调养脾胃，促进生长发育为主。且儿童又易因饮食不节制而出现伤食吐泻等症，饮食选择上可适当增加具有健脾消食功效的食疗方，如山药粥、八仙糕、蜜饯山楂等，慎食温热峻补食物。

四、改善儿童体质

儿童体质的形成是机体内外环境多种复杂因素共同作用的结果。其体质受禀于先天，同时也在后天因素的作用下处于动态变化之中。儿童处于快速生长发育阶段，脏腑精气尚未充盈，加之各种不良生活习惯，容易导致体质偏颇。由于体质的不同,儿童在对外环境的适应性,对疾病的易感性,对治疗的反应性以及临床症状和体征都存在一定差异,儿童药膳的应用也因此不同。对于偏颇体质的儿童从"治未病"的角度出发,以"不治已病治未病""未病先防"为指导原则,按照"因质制宜"的调护理论,有针对性地制订合理的调护膳食。

(一)平和质儿童

平和质为健康体质状态,辨识特征包括以下内容。①总体特征:阴阳气血调和,以体态适中、面色红润、精力充沛等为主要特征。②形体特征:身体健壮、体形匀称。③常见表现:精力充沛,体格强健,生机勃勃,生长旺盛,神情活泼,反应敏捷,两目有神,毛发润泽,皮肤柔嫩,面色红润光泽,唇色红润,声音有力,哭声洪亮和顺,营养良好,发育正常,筋骨康健,嗅觉通利,耐受寒热,纳谷馨香,睡眠安稳,二便正常,舌淡红,苔薄白。④心理特征:性格活泼。⑤发病倾向:平时不易罹患疾病,病后易于康复。⑥对外界环境的适应能力:对自然环境和社会环境适应能力较强。

平和质儿童饮食调养,总原则为膳食平衡、均衡营养,在此基础上,还应注意口味调和、顺时调养。平和质儿童对各种食品皆较适宜,但需注意饮食结构均衡,尽量不食阴寒生冷及难消化之物。同时,家长应注意培养孩子吃好正餐、少食零食、进食宜乐、食宜专心的好习惯。以性味平和食物较为适宜。谷物,如大米、玉米、山药等;肉类,如猪肉、乌骨鸡、鸭肉等;蔬菜,如菠菜、黑木耳、银耳、蘑菇、猴头菌等;果品,如大枣、山楂、南瓜子、花生、黑芝麻、莲子、杨梅等。春季,可选用百合莲子羹、银鱼白菜羹;夏季,可选用茯苓粳米粥、绿豆南瓜汤;秋季,可选用太子参百合瘦肉汤、百合梨汤;冬季,可选用大枣粥、大麦羊肉汤。

(二)气虚质儿童

气虚质儿童体质特征辨识包括以下内容。①总体特征:元气不足,以疲乏、气短、自汗等气虚表现为主要特征。②形体特征:肌肉松软不实,形体偏瘦或虚胖。③常见表现:精神不振,肢倦乏力,安静少动,声音低怯或哭声较低,生长发育缓慢,口唇色淡,睡时露睛,汗多气短,动则尤甚,食欲不佳,纳少偏食,大便量多不易成形或夹有不消化食物,舌淡,舌边有齿痕,苔白。④心理特征:性格内向、胆小,但多动易累,不喜冒险。⑤发病倾向:易患感冒、积滞、泄泻、厌食,病后康复缓慢。⑥对外界环境的适应能力:不耐受风、寒、暑、湿邪。

气虚质儿童饮食调养宜选择性平偏温、健脾益气的食物,宜补气培元,可多食小米粥、粳米粥、薏苡仁粥等。饮食注意要定时定量,荤素搭配,少食肥甘厚味、生冷坚硬等不易消化的食物。气虚质儿童可多选用具有健脾益气作用的食物:谷物及豆类,如大米、玉米、山药、豌豆、白扁豆、黄豆等；肉类，如猪肉、牛肉、鸡肉等；蔬果类，如菜花、胡萝卜、香菇、南瓜、大枣等。药膳可选用健胃益气糕、黄芪蒸鸡等。

（三）阳虚质儿童

阳虚质儿童体质特征辨识包括以下内容。①总体特征：阳气不足，以畏寒怕冷、手足不温、面白少华等虚寒表现为主要特征。②形体特征：肌肉松软不实。③常见表现：生长发育迟缓，畏寒，手足不温，面色㿠白，语声或哭声低微，喜热饮食，不耐生冷食物，小便清长，大便易稀溏，受凉后易感冒或腹泻，舌淡胖，苔白滑。④心理特征：性格沉静、内向、喜静少动。⑤发病倾向：易患感冒、腹痛、遗尿、泄泻，感邪易从寒化。⑥对外界环境的适应能力：耐夏不耐冬，易感风、寒、湿邪。

阳虚质的儿童宜选用甘温补脾阳、温肾阳为主的食物，即使在盛夏也不要过食寒凉之品。适宜食物：谷物及豆类，如糯米、燕麦、番薯、山药等；肉类，如羊肉、猪肚、鸡肉、带鱼、鹿肉、牛肉、蛤蚧、草鱼、河虾、海虾、泥鳅等（鱼虾过敏者应避免食用）；蔬果类，如花椰菜、韭菜、洋葱、南瓜、龙眼、荔枝、樱桃、桃子、杏子等。药膳可选用韭菜炒鲜虾、桂姜羊肉汤等。

（四）阴虚质儿童

阴虚质儿童体质特征辨识包括以下内容。①总体特征：阴液亏少，以口燥咽干、手足心热等虚热表现为主要特征。②形体特征：形体正常或偏瘦。③常见表现：皮肤干燥，两目干涩，口燥咽干，鼻干燥，唇红质干，颧红、手足心热，喜饮，畏热喜凉，多动不安、入睡困难、夜眠躁扰不宁，大便易干燥，常出现地图舌，舌红少津、少苔。④心理特征：易急躁，好动、活泼。⑤发病倾向：易患夜啼、惊厥、鼻衄、口疮，感邪易从热化。⑥对外界环境的适应能力：耐冬不耐夏，不耐受暑、热、燥邪。

阴虚质儿童宜选用甘凉滋润为主的食物；少食温燥、辛辣、香浓的食物，如羊肉、韭菜、茴香、葱、姜、蒜等，以及樱桃、杏子等。适宜食物：谷物及豆类，如小麦、黑芝麻等；肉类，如鸭肉、猪肉等；蔬果类，如白菜、百合、枸杞子、桑椹子、荸荠、甘蔗、梨、玉竹、石斛等；也可选用蜂蜜、银耳等。药膳可选用莲子荷叶蒸湖鸭、石斛粥等。

（五）痰湿质儿童

痰湿质儿童体质特征辨识包括以下内容。①总体特征：痰湿凝聚，以形体肥胖、苔腻等痰湿表现为主要特征。②形体特征：形体偏胖，肌肉松软，腹部松软肥厚。③常见表现：困倦懒动，较正常儿童睡眠多，面部皮肤油脂较多，脘腹痞满，嗜食肥甘厚味，发育一般，身高不达标或超重，不喜饮水，口腻不渴，大便不易成形，舌体淡胖，边有齿痕，苔白腻或润。④心理特征：性格偏温和，不喜活动。⑤发病倾向：易嗜食或厌食、积滞，易患咳嗽或哮喘、泄泻、湿疹、痢疾等；感冒后易咳嗽痰多。⑥对外界环境的适应能力：不耐梅雨季节，不耐潮湿环境。

痰湿质儿童宜选用健脾助运、祛湿化痰的食物，少食肥黏油腻及甜味的食物，不宜暴饮暴食及进食过快。适宜食物：谷物及豆类，如薏苡仁、白扁豆、赤小豆等；肉类，如鲤鱼、鲫鱼、鲈鱼、海蜇、文蛤等；蔬果类，如山楂、冬瓜、荷叶、白萝卜、海带、紫菜等。药膳可选用山薏莲枣粥、薏米羹等。

（六）湿热质儿童

湿热质儿童体质特征辨识包括以下内容。①总体特征：湿热内蕴，以面垢油光、口苦、苔黄腻等湿热表现为主要特征。②形体特征：形体中等或偏瘦。③常见表现：面垢油光，眼眵多，汗多而黏，头汗多，好哭闹，多急躁，易发脾气，入睡难，夜卧不安或睡中易头汗出，有口气，口干口苦，多肉食，易腹胀，大便黏腻不畅或大便燥结，小便短赤，舌红，苔黄腻。④心理特征：易急躁。⑤发病倾向：易患口疮，湿疹，汗证，夜啼，便秘或腹泻，积滞等。⑥对外界环境的适应能力：不耐暑湿季节，不耐高温环境。

湿热质儿童宜选用清利化湿的食物，少食肥甘油腻的食物，不宜食用辛温助热类食物，如韭菜、生姜、辣椒、胡椒、花椒，以及火锅、烹炸、烧烤等。适宜食物：谷物及豆类,如薏苡仁、绿豆、赤小豆及其制品等;肉类,如鸭肉、泥鳅等;蔬果类,如冬瓜、黄瓜、马齿苋、芹菜、荸荠、莲藕等。药膳可选用绿豆玉米须羹、红萝卜粥等。

(七)血瘀质儿童

血瘀质儿童体质特征辨识包括以下内容。①总体特征:血行不畅,以肤色晦暗、舌质紫暗等血瘀表现为主要特征。②形体特征:胖瘦均见。③常见表现:肤色晦暗,色素沉着,容易出现瘀斑,口唇暗淡,舌暗或有瘀点,舌下络脉紫暗或增粗。④心理特征:易烦。⑤发病倾向:易患痛证、血证。⑥对外界环境的适应能力:不耐受寒邪。

血瘀质儿童宜选用调畅行瘀的食物,少食收涩及冰冻寒凉的食物,如乌梅、柿子、石榴、苦瓜,以及刨冰、冰激凌等。适宜食物:谷物及豆类,如黑豆、花生、燕麦等;蔬果类,如油菜、丝瓜、莲藕、山楂、芹菜、黑木耳等。药膳可选用山楂黄糖汤、黑木耳羹等。

(八)气郁质儿童

气郁质儿童体质特征辨识包括以下内容。①总体特征:气机郁滞,以神情抑郁、忧虑脆弱等气郁表现为主要特征。②形体特征:形体中等或偏瘦。③常见表现:神情抑郁,情感脆弱,易受惊吓,烦闷不乐,善太息,舌淡红,苔薄白。④心理特征:情绪不稳定,敏感脆弱。⑤发病倾向:易患腹痛、失眠。⑥对外界环境的适应能力:承受挫折的心理能力有待提高。

气郁质儿童宜选用理气解郁的食物,少食酸涩收敛的食物,如酸菜、乌梅、石榴、青梅、杨梅、李子等。适宜食物:谷物及豆类,如小麦、大麦、刀豆等;蔬果类,如萝卜、黄花菜、芫荽、开心果、橙子、金橘、柑橘、柚子等。药膳可选用萝卜蜜、麦芽糕等。

(九)特禀质儿童

特禀质儿童体质特征辨识包括以下内容。①总体特征:过敏反应为主要特征。②形体特征:过敏体质者多有眼睑瘀黑征。③常见表现:易出现过敏性表现,如皮肤容易出现抓痕、喷嚏、鼻塞、流涕、咳嗽、喘息等;易发各种过敏性疾病,如变应性鼻炎、咳嗽变异性哮喘、哮喘、荨麻疹、湿疹等;接触特定的过敏原会引起过敏反应,如进食或接触后易见皮疹、瘙痒,晨起或吹风后喷嚏、眼红瘙痒流泪,吸入异味后咽痒、咳嗽,常有过敏性家族史。④心理特征:特禀质不同,情况各异。⑤发病倾向:婴幼儿期多有慢性腹泻或湿疹病史,易对药物、食物、冷空气、花粉等过敏。⑥对外界环境的适应能力:不能很好地适应自然环境的变化,对特定过敏原出现过敏反应。特禀质儿童宜饮食均衡和调、营养清淡、搭配合理,宜多食益气固表、固本健脾食物,少食腥膻发物、辛辣刺激及含致敏原的食物,如羊肉、牛肉、鹅肉、海鲜、菜豆、辣椒等。药膳可选用固表粥、生黄芪瘦肉汤等。

第三节　儿童药膳有什么特点

一、天人相应的整体营养观

中医学的整体观，源于古代哲学思想，是中医学理论体系的基本特点，是中医理论的核心之一。在儿童药膳中，整体观同样具有重要意义。儿童药膳不仅针对儿童的某一特定疾病，而且注重对儿童整体体质的调理，通过改善体质来防治疾病。因此，在儿童药膳中，整体调理显得尤为重要。

中医认为，天人合一。人处在天地之间，生活于自然环境之中，作为自然界的一部分。因此，人和自然具有相通相应的关系。这种人和自然息息相关的关系体现在人类生活的各个方面，也包含饮食营养方面。

任何一种食物，对人体都有利有弊，如肉类提供人体所需的蛋白质和脂肪，但相对缺少维生素 C 等物质。若单纯或过量摄取，而不注意多食蔬菜瓜果，往往易发生疾患。《内经》指出应以"五谷为养，五果为助，五畜为益，五菜为充，气味合而服之"。指出了食物要多样化、营养要均衡，合理食用谷、菜、果、肉的基本思想，为中医食疗组方提供了理论依据，且非常接近现代的"平衡膳食"观点。

儿童药膳是天人相应整体营养观在儿科领域的应用，具有以天人相应整体营养观为指导、注重食物的性味和功效、强调食物的合理搭配、关注儿童的个体差异以及注重药膳的口感和营养价值等特点。通过合理的饮食搭配和烹饪技术来增强机体的免疫力，预防疾病的发生和发展。中医常根据天人合一的整体营养观来调配食物以达到补虚、泻实、调整阴阳的目的。同时，小儿药膳又主张因时、因地、因人、因病之不同，饮食内容亦有所变化，做到"审因用膳"和"辨证用膳"。

二、人体内部的统一协调性

人体是一个内外联系、自我调节和自我适应的有机整体。构成人体的各个组成部分在结构与功能上是完整统一的，即五脏一体观。且人的形体与精神是相互依附、不可分割的，即形神一体观。

饮食对人体有着重要的影响。食物中的精微物质被消化、吸收，生成人体的气血津液，从而成为人体脏腑组织器官功能活动的物质基础。这是食物对人体的共同作用。食物通过自身的性味功效也会与相对应的人体各种脏腑组织器官产生特定的作用。如，饮食的五味对五脏的关系，而通过五脏与五体之间产生联系，五味对五体也会产生特殊的作用；过食五味，积久增气，又容易损伤五脏之气，从而损伤五体；而五体有病，又通过五味与五脏的关系各有节制。

由此可见，饮食对人体的作用以五脏为中心，通过五脏影响全身组织器官，因此，在制订具体的膳食措施时，应该考虑人本身的整体性和脏腑形体官窍之间的影响。另外，基于中医脏腑与情志关系，通过饮食调整脏腑功能从而改善儿童心理，是儿童药膳身心同调的重要特点。

三、辨证施膳

辨证施膳是在辨证论治理论指导下产生的药膳应用整体性原则。临床上由于同一种病可以表现出不同的证而不同的病又会出现相同的证，故辨证施膳又相应的有"同病异膳"和"异病同膳"两种不同的方法。同病异膳是指同一种疾病表现的证不同故施予不同的膳食。以痢疾病为例，由于发病的时间、地区及患者的体质不同或疾病所处的发展阶段不同，故所属证型不同。根据辨证施膳的原则，属脾胃湿热者，可食马齿饮、薏仁粥清热利湿；属寒湿困脾者，可食姜蒜红糖汤、藿香菖蒲粥温化寒湿；属脾胃虚弱者，可食白术猪肚粥、益脾饼益气健脾。异病同膳是指不同的疾病表现的证相同故施予同样的膳食。如久痢、便血、脱肛、子宫脱垂等，不同疾病在其发展过程中出现了相同的病机，均表现为中气下陷证，即可用同样的药膳，如参芪薏苡仁粥、参芪蒸鸡等升提中气。

值得注意的是,辨证施膳与因人、因时、因地配膳密切相关,在明辨"证"的基础上必须根据季节气候、地理环境、个体素质、年龄性别等不同状况,把人体与自然环境结合起来综合分析、灵活施膳,才能达到辨证施膳的目的。儿童的疾病发展迅速,且易虚易实,易寒易热,稍有不慎,就会酿成差错,因此,儿童食疗需根据儿童疾病的虚实寒热和食物的性味功能来选择,如寒证宜温、热证宜凉、虚证宜补养、实证宜消导。另外,儿童的体质多属阴常不足,阳常有余,且肺脾肾常不足,因此,食物多选益气养阴、补肺、健脾、益肾之品。

第二章
儿童食养药膳

第一节　促进食欲怎么吃

一、饮食与脾胃的关系

　　中医认为,脾为后天之本,气血生化之源。人的生长发育及各种生理活动均依赖于后天脾胃摄入的营养物质。脾主运化水谷精微,其功能正常则机体的消化吸收功能才能健全,才能为化生精、气、血、津液提供足够原料。脾主升清,脾气上升,水谷精微等营养物质才能输布到全身,从而濡养脏腑、经络、四肢百骸,以及筋肉、皮、毛等组织。"脾胃一伤,四脏皆无生气。"脾胃居中土,与其他脏腑关系密切,脾胃功能障碍易影响其他脏腑。在五行中,脾属土,土位居中央,化生万物。脾与胃,一阴一阳,互为表里,脾与胃共同参与饮食的消化吸收。《内经》曰:"脾胃者,仓廪之官,五味出焉。"脾胃摄入食物,并输出精微营养物质以供全身之用。人以水谷为本,胃主受纳水谷,脾主运化精微营养物质,因此,人体的生、长、病、愈与脾胃功能正常与否有着十分密切的关系。

《内经》云:"夫五味入口,藏于胃,脾为之行其精气。"饮食由口经食管入胃,通过胃的腐熟与脾的运化作用,运化水谷中的精微物质向全身各脏腑输送,从而维持机体正常的生命活动。由于小儿脾与胃的形体与功能未发育完善,若饮食不当便容易造成小儿脾胃功能受损,从而出现各种疾病,影响小儿的正常生理发育。

二、助益脾胃的食材

(一)鸡内金

鸡内金,味甘,性平,归脾、胃、小肠、膀胱经,有消积滞、健脾胃的作用,治食积胀满,呕吐反胃,泻痢,疳积,消渴,遗溺,喉痹乳蛾,牙疳口疮。

鸡内金是健脾消食的常用药,见于中成药复方鸡内金片、健脾润肺丸、补肾健脾口服液、健脾康儿片等,其药性温和,适宜小儿。

【古籍溯源】

在《滇南本草》《本草纲目》《要药分剂》等古籍中均有鸡内金治疗小儿疳病、小儿食疟的记载,认为其可以健脾、消食、疗疳积。

【现代研究】

（1）抗肿瘤：鸡内金具有消食和中、化积消癥的作用。

（2）治疗遗尿：临床中常用一味鸡内金治疗小儿顽固性遗尿，且效果明显。

（3）消食化滞：鸡内金能有效治疗小儿伤食、腹痛、疳积等，具有较强的消食化滞作用，还可配伍其他药物治疗慢性胃炎、胃溃疡等。

（二）茯苓

茯苓，味甘淡，性平，入心、脾、肺经，可渗湿利水、益脾和胃、宁心安神，治小便不利，水肿胀满，痰饮咳逆，呕哕，泄泻等。

茯苓可补益脾气，治疗由脾虚运化失常所造成的消化不良、纳呆等，可通过煮粥、煮汤、泡茶等方式服用，如红枣茯苓粥。

【古籍溯源】

《药品化义》《本草衍义》等古籍中均有茯苓利窍去湿，补中健胃，治疗小儿消化不良、纳呆等病证的记载。

【现代研究】

（1）提高免疫力：茯苓多糖能降低辅助性 T 细胞的分化，加快激活机体产生免疫应答。茯苓三萜能促进 T 淋巴细胞增殖，抑制脾细胞炎症因子分泌。

（2）抗氧化：茯苓三萜和茯苓多糖均有自由基清除的作用。茯苓多糖能促进有毒的过氧化物还原为无毒的羟基化合物,恢复抗氧化酶活力,从而提高机体抗氧化能力。

（3）抗炎:茯苓多糖能降低炎症浸润程度,减少黏附的肥大细胞,抑制炎症因子的分泌;茯苓三萜可抑制细胞凋亡,共同起到抗炎作用。

（三）大枣

大枣,味甘,性温,归脾、胃经,具有补中益气、养血安神的功效,用于脾虚食少,乏力便溏,妇人脏躁。

大枣是常用的补中益气健脾胃的药物,药食同源,也是生活中常见的食材。如红枣汤可用于脾胃虚弱,腹泻,倦怠无力者,有补中益气、健脾胃、促进食欲、止泻的功效。

【古籍溯源】

《名医别录》《日华子本草》《本草再新》《本草纲目》等记载大枣具有补中益气、养血安神之功效,适用于小儿脾虚厌食等病证。

【现代研究】

大枣能增强肌力,增加体重;能增加胃肠黏液,纠正胃肠病损,保护肝脏;有镇静催眠作用;还有抑制癌细胞增殖、抗突变、镇痛及镇咳祛痰等作用。

（四）人参

人参,味甘、微苦,性平,归脾、肺、心经,可大补元气、复脉固脱、补脾益肺、生津安神,用于体虚欲脱,肢冷脉微,脾虚食少,肺虚喘咳,津伤口渴,内热消渴,久病虚羸,惊悸失眠,阳痿宫冷。

人参是大补元气的常用药物,能增进食欲,促进蛋白质的合成,可改善营养不良幼童常见的食欲不振、面黄肌瘦症状,可用于药膳制作,如参苓粥,具有健脾益气、补虚的功效。

【古籍溯源】

《药性论》《医学启源》《日华子本草》等古籍中均有人参调中补气,消食开胃,用于治疗小儿消化不良、食欲缺乏等病证的记载。

【现代研究】

(1)对中枢神经的影响:人参皂苷可改善短时间学习记忆能力,促进脑内物质代谢及促进脑神经细胞发育和突触传递,从而增强记忆活性。

(2)免疫调节作用:人参多糖及糖肽复合物均具有提高免疫力的作用,且分子量越小体外免疫活性越强,增强免疫力作用越明显。

(3)抗抑郁:人参可以减轻由压力引起的焦虑和抑郁,并改善炎症性疾病。

(4)治疗免疫疾病:研究表明,人参通过体液免疫对系统性红斑狼疮有调节作用。

(五)山药

山药,味甘,性平,归脾、肺、肾经,有补脾养胃、生津益肺、补肾涩精的作用,用于脾虚食少,久泻不止,肺虚喘咳,肾虚遗精,带下,尿频,虚热消渴。

麸炒山药补脾健胃作用强,用于脾虚食少,泄泻便溏,白带过多。山药是常用的补虚药物,是薯蓣丸的组成之一。

【古籍溯源】

《神农本草经》《药性论》《本草纲目》《本草正》等古籍都有山药健脾益气,平补三焦,用于治疗小儿脾虚厌食、食少纳呆等病证的记载。

【现代研究】

(1)抗炎作用:山药中的不同组成成分可通过不同的作用途径,降低机体的炎症反应。

(2)增强免疫:山药中的多糖类化合物能促进淋巴细胞的增殖和分化,促进淋巴细胞分泌细胞因子和免疫球蛋白,从而起到提高机体免疫的作用。

(3)抗氧化应激:山药提取物可在慢性肾病、糖尿病、心功能不全等疾病中发挥重要作用,其通过增强相关信号通路激活抗氧化应激系统,从而发挥抗氧化应激效果。

(六)陈皮

陈皮,味苦、辛,性温,归肺、脾经,有理气健脾、燥湿化痰的功效,用于胸脘胀满,食少吐泻,咳嗽痰多。陈皮见于宽中丸、橘皮汤、橘连丸等方剂中,具有治疗脾胃不调、干呕哕、小儿疳瘦的作用。

【古籍溯源】

《医学启源》《药性论》《本草纲目》等古籍都记载了陈皮健脾消食、和胃宽中,用于小儿脾虚纳呆等病证的治疗。

【现代研究】

(1)改善代谢,保护肝脏:陈皮总黄酮能够改善糖耐受和脂质代谢异常,保护肝功能。

(2)促进消化:陈皮水煎液和乙酸乙酯提取物中的黄酮类化合物,可促进胃消化液和胃蛋白酶的分泌,并且能够促进小肠运动,从而改善机体消化功能。

(3)免疫功能:陈皮多糖可以调节细胞因子IL-2、IL-4、IFN-γ的分泌,实现对机体炎症反应的抑制作用,但不会影响到正常机体的免疫系统平衡。

(七)甘草

甘草,味甘,性平,归心、肺、脾、胃经,有补脾益气、清热解毒、祛痰止咳、缓急止痛、调和诸药的功效,用于脾胃虚弱,倦怠乏力,心悸气短,咳嗽痰多,脘腹、四肢挛急疼痛,痈肿疮毒,缓解药物毒性、烈性。

甘草被称为"国老",药性和缓,能缓和其他药物的烈性或减轻其他药物的不良反应,有调和百药之功。甘草常用于食疗方,如大麦甘草茶中,可助消化。

【古籍溯源】

《名医别录》《日华子本草》《本草备要》等古籍均记载甘草健脾益气、调和诸药,可用于治疗小儿脾虚食少,纳呆等病证。

【现代研究】

（1）抗菌：甘草化合物可被添加到口腔卫生产品中用于防止龋齿的产生。研究表明，甘草黄酮对金黄色葡萄球菌表现出高效的杀菌作用和低水平的耐药性。

（2）免疫调节：甘草多糖能通过增加 T 淋巴细胞的增殖及细胞因子的表达和分泌，提高机体的免疫功能。另外，甘草酸能够触发干扰素的产生，提高自然杀伤细胞的活性，从而显著提升机体的免疫功能。

（八）太子参

太子参，味甘、微苦，性平，归脾、肺经，有益气健脾、生津润肺的功效，用于脾虚体倦，食欲缺乏，病后虚弱，气阴不足，自汗口渴，肺燥干咳。

太子参可用于药膳方的制作，如太子参陈皮茶、黄芪太子参汤等，可理气和胃、健脾。

【古籍溯源】

《本草再新》《本草从新》等古籍均记载太子参可大补元气，治疗气虚肺燥、脾胃气虚等病证。

【现代研究】

（1）调节免疫：太子参提取物能促进脾淋巴细胞增殖，激活信号通路，从而调节人体免疫。

（2）抗炎作用：太子参中的提取物可对不同的细胞通路起到激活作用，降低促炎因子表达，改善肠道菌群，起到抗炎作用。

（3）镇咳作用：太子参乙酸乙酯部位能调节多种细胞因子水平及减轻气道炎症，从而改善肺功能。

（九）麦芽

麦芽，味甘，性平，归脾、胃经，有行气消食、健脾开胃、退乳消胀的功效，用于食积不消，脘腹胀痛，脾虚食少，乳汁郁积，乳房胀痛，妇女断乳。

炒麦芽有着较好的增进食欲的功效，可见于多种食疗方中。

【古籍溯源】

《药性论》《千金要方》《日华子本草》《医学启源》等古籍中均有麦芽温中下气、开胃消痰的记载，可用于补益小儿脾胃虚，宽肠胃。

【现代研究】

（1）促进消化：麦芽及其提取物对胃酸、胃蛋白酶的分泌有轻度促进作用，可促进消化。

（2）麦芽及其提取物可降低血糖、抗真菌。

（3）麦芽具有回乳和催乳的双向作用。

（十）芡实

芡实，味甘、涩，性平，归脾、肾经，有益肾固精、补脾止泻、祛湿止带的功效，用于梦遗滑精，遗尿尿频，脾虚久泻，白浊，带下。

芡实可以增强脾胃功能,有助于缓解食欲缺乏、消化不良和脾胃虚弱等。芡实为二白散、八珍粉等方的组成之一。

【古籍溯源】

《神农本草经》《日华子本草》《本草从新》等古籍均载有芡实开胃助气的功效,可补脾固肾、助气涩精,常用于治疗梦遗滑精、小儿食少纳呆等病证。

【现代研究】

(1)降血糖作用:芡实能通过提高血清胰岛素水平起到降血糖作用,可保护胰腺、肝脏。

(2)抗疲劳作用:动物实验表明,芡实多糖能改善机体代谢,促进肝糖原分解,增加能量供应。

(3)抗氧化作用:芡实提取物能清除自由基,抑制脂质过氧化作用,具有抗氧化作用。

(十一)白扁豆

白扁豆,味甘,性微温,归脾、胃经,有健脾化湿、和中消暑的功效,用于脾胃虚弱,食欲缺乏,大便溏泻,白带过多,暑湿吐泻,胸闷腹胀。

炒扁豆可健脾化湿,用于脾虚泄泻,白带过多。白扁豆为参苓白术散的组成之一,用于脾胃虚弱、食欲缺乏、大便溏泻等症。

【古籍溯源】

《本草从新》《本草撮要》《本草新编》等记载白扁豆具

有下气和中、健脾益胃的功效,常用于治疗小儿食少纳呆,也可用于除霍乱吐逆,解河豚酒毒等。

【现代研究】

(1)抗菌、抗病毒:白扁豆相关成分对痢疾杆菌、镰刀菌、丝核菌等具有抑制作用。

(2)增强免疫:白扁豆能够促进机体免疫功能恢复,提高巨噬细胞的吞噬效果,增强淋巴细胞活性。

(3)保护神经性细胞:白扁豆多糖可抑制缺氧神经细胞的凋亡,能够促进神经细胞生长,从而保护神经细胞。

(十二)白术

白术,味苦、甘,性温,归脾、胃经,有补脾益胃、燥湿和中的功效,用于脾胃气弱,不思饮食,倦怠少气,虚胀,泄泻,痰饮,水肿,小便不利,头晕,自汗。

白术常作为药膳食材,如益脾饼、白术猪肚粥等治疗小儿脾胃气弱。

【古籍溯源】

《名医别录》《本草通玄》《本经逢原》等古籍均记载白术为补脾胃之药。白术生用有除湿益燥、消痰利水的功效,制熟则有和中补气、止渴生津、安胎之效,常用于小儿食少腹胀,脾胃虚弱等病证。

【现代研究】

(1)白术具有促进小肠蛋白合成的作用。

(2)调节免疫:白术多糖能诱导巨噬细胞 NF-κB 的

活化和促使巨噬细胞分泌相关细胞因子从而发挥调节免疫的作用。

（3）防治应激性胃溃疡：白术能够加强自由基代谢，改善胃黏膜的血流灌注，调节神经—内分泌系统，从而防治应激性溃疡。

（十三）山楂

山楂，味酸、甘，性微温，归脾、胃、肝经，有消食健胃、行气散瘀的功效，用于肉食积滞，胃脘胀满，泻痢腹痛，瘀血经闭，产后瘀阻，心腹刺痛，疝气疼痛。

焦山楂消食导滞作用强，用于肉食积滞，泻痢不爽。焦山楂常用于小儿消化类中成药中，如大山楂丸、健胃消食片等。

【古籍溯源】

《本草蒙筌》《日用本草》《食疗本草》等古籍均记载山楂具有化食积，行结气，健胃宽膈，消血痞气块等功效，治疗小儿脾胃气虚、脘腹胀痛等病证。

【现代研究】

（1）促进消化：山楂所含脂肪酸能促进脂肪消化，增加胃消化酶的分泌，且对胃肠功能有一定调整作用。山楂酸等可提高蛋白分解酶的活性。山楂中的解脂酶可促进脂肪分解。

（2）增强免疫：从山楂中分离得到的谷固醇能显著增加白细胞计数，并且增强巨噬细胞的吞噬活性；从山楂中提取的多糖能够增强脾脏、胸腺和巨噬细胞的吞噬活性。

（3）抑制细菌：山楂中梭状芽孢杆菌的提取物可以抑制各种杆菌和球菌，例如连翘杆菌、宋氏杆菌、炭疽杆菌、白喉棒状杆菌和溶血性链球菌等。

（4）调节机体：山楂能降血脂、强心、降血压、抗心律失常，具有一定的抗氧化能力。其提取物可抑制二磷酸腺苷诱导的血小板聚集。

（十四）神曲

神曲，味甘、辛，性温，入脾、胃经，有健脾和胃、消食调中的功效，用于饮食停滞，胸痞腹胀，呕吐泻痢，产后瘀血腹痛，小儿腹大坚积。

神曲常用于健胃片、健身消导颗粒等中成药，治疗小儿消化不良，食欲缺乏。

【古籍溯源】

《药性论》《本草经疏》《本草正》等记载神曲善助中焦土脏，健脾暖胃，可消食下气，化滞调中，行脾胃滞气，常可用于小儿脾虚腹胀等病证。

【现代研究】

（1）促进肠道运动：神曲可促进食物水解，提高胃肠道动力。研究发现，神曲能促进大鼠回肠平滑肌运动，还能促进小鼠胃内容物推进。

（2）保护消化系统：神曲中含有多种酵母菌和其他微

生物,具有保护和调节消化系统的作用。

（十五）莲子

莲子,味甘、涩,性平,归脾、肾、心经,有补脾止泻、益肾涩精、养心安神的功效,用于脾虚久泻,遗精带下,心悸失眠。

莲子健脾,用于四神汤;还可作为药膳食材,补益脾气、涩肠止泻。

【古籍溯源】

《本草拾遗》《本草纲目》《本草备要》《神农本草经》等均记载莲子具有清心除烦,开胃进食等功效,可补中、养神、益气力,常用于治疗小儿脾虚久泄,食少纳呆等病证。

【现代研究】

（1）抗抑郁作用:莲子的乙醇提取物能够显著缩短其静止期,表现出明显的抗抑郁作用。

（2）抗氧化和清除自由基作用:莲子的醇提取物表现出较好的自由基清除活性。

（十六）稻芽

稻芽,味甘,性温,归脾、胃经,有和中消食、健脾开胃的功效,用于食积不消,腹胀口臭,脾胃虚弱,不饥食少。

炒稻芽偏于消食,用于不饥食少;焦稻芽善化积滞,用于积滞不消。可用谷芽蒸露以代茶饮,治疗病后脾土不健者。

【古籍溯源】

《本草纲目》《食物本草会纂》等古籍均记载稻芽具有快脾开胃、下气和中、消食化积的功效,常除烦消食,用于治疗小儿脾虚食少、腹胀不适等病证。

【现代研究】

(1)抗氧化作用:稻芽具有较好的自由基清除作用。

(2)促进消化:稻芽具有促进小肠蠕动的作用,能提高消化酶的分泌和活性,有益于消化系统的平衡和恢复,促进消化功能。

(十七)丁香

丁香,味辛,性温,归脾、胃、肺、肾经,有温中降逆、补肾助阳的功效,用于脾胃虚寒,呃逆呕吐,食少吐泻,心腹冷痛,肾虚阳痿。

丁香不仅可以作为香料和调味料,还可用于小儿脾胃虚寒所引起的呕吐泄泻。

【古籍溯源】

《本草纲目》《本草正》等古籍均记载丁香具有温中降逆、健脾益气等功效,可用于治疗虚哕、小儿吐泻等病证。

【现代研究】

(1)抗菌作用:丁香中的丁香酚类物质具有细胞膜渗透性,从而破坏质膜的完整性,起到对金黄色葡萄球菌、白色假丝酵母菌、大肠埃希菌及青霉菌等的抑制作用。

（2）抗炎镇痛：丁香可促进机体内相关抗炎物质发挥抗炎作用，抑制炎症反应和缓解痛觉。

（3）抗氧化：实验研究发现，丁香可增强小鼠脾细胞的抗氧化能力和白介素水平。丁香中的提取物具有清除自由基的作用。

（十八）苹果

苹果，味甘，性凉，具有生津润肺、除烦解暑、开胃醒酒的功效。

苹果是常见的水果，也可作药膳食用。如苹果藕粉可健脾开胃，促进小儿生长发育，用于小儿消化不良、厌食症。

【古籍溯源】

《滇南本草图说》《随息居饮食谱》《千金要方·食治方》等记载苹果可益心气，具有润肺悦心、生津开胃的功效，常可用于治疗小儿脾虚火盛等病证。

【现代研究】

（1）抗氧化作用：苹果含有大量多酚类化合物，具有清除自由基的作用。苹果皮中的多酚类成分较果肉中多。

（2）抗肿瘤作用：苹果中的黄酮和异黄酮类成分具有很强的抗癌作用。苹果中根皮素可以增强紫杉醇的抗癌作用。苹果多酚提取物可抑制肝癌的增殖。

（3）抗菌作用：苹果酚类化合物可以抑制金黄色葡萄球菌、蜡样芽孢杆菌的生长。

（4）降血糖作用：苹果多酚可以通过抑制葡萄糖苷酶的活性来调节餐后血糖。

（5）保护肝脏：苹果多酚可能通过清除自由基、抑制脂质过氧化反应、提高机体抗氧化能力、促进肝细胞修复与再生、保护肝细胞膜及线粒体的功能来保护肝脏。

（十九）粳米

粳米，味甘，性平，归脾、胃经，有补中益气、健脾和胃、除烦渴、止泻痢的功效。

粳米又称稻米，是稻谷的成品，是人类的主要食粮之一，常用于各类药膳粥方中。其性味平和，适用于小儿脾胃的补益。

【古籍溯源】

《滇南本草》《本草纲目》《本草经疏》等古籍均有粳米治诸虚百损、益胃除湿的记载，常用于治疗小儿脾虚泄泻等病证。

【现代研究】

现代研究发现，粳米含有 75% 以上的淀粉，8% 左右的蛋白质，0.5%～1% 的脂肪，另含少量 B 族维生素等，具有较好的营养作用。

（二十）粟米

粟米，味甘、咸，性凉，归肾、脾、胃经，有和中益肾、除热解毒的功效，用于脾胃虚热，反胃呕吐，消渴，泄泻。

陈粟米,有止痢、解烦闷的功效。粟米可熬粥食用,营养丰富,是上好的食品,可用于各类药膳方中。如大枣粟米粥可补中益气、养血安神。

【古籍溯源】

《名医别录》《日用本草》《本草纲目》《滇南本草》等均有粟米可和中益气、补虚损、开肠胃的记载,常用于小儿霍乱吐泻,脾虚食少,纳呆等病证。

【现代研究】

研究表明,粟米可改善肥胖、高脂血症、空腹血糖受损、糖尿病等病症,对糖代谢异常和脂代谢异常及相关代谢疾病的防治有重要作用。

三、助益脾胃的药膳指导

(一)陈皮粥

组成:陈皮20克,粳米100克。

制法:陈皮洗净,切丝,加入100克粳米,与适量清水熬煮成粥即可。

功效:和胃理气,化痰止咳。

膳食指导:陈皮具有和胃健脾的功效,常用于小儿脾虚腹胀等。粳米可提供小儿所需的能量,且易于消化吸收。陈皮粥可和胃理气、补益中焦脾胃。建议根据小儿的食量和年龄适度调整,控制食用量。

《本草纲目》《饮食别录》均记载了陈皮粥可益胃健脾，用于小儿中焦脾胃不和的诸多不适。

（二）山药粥

组成：山药50克，粳米100克。

制法：山药洗净切碎，加入粳米与适量清水，熬煮成粥即可。

功效：和胃理气，益胃健脾。

膳食指导：山药具有和胃健脾、固肾益精的功效，可平补三焦，用于小儿脾虚腹胀、腹泻等。粳米易于消化吸收，可顾护脾胃。山药粥可补脾健胃、固肾益精，适用于小儿脾肾两亏，表现出健忘，注意力不集中等症状。适量食用，不宜过量。

《本草纲目》《饮膳正要》《是斋百一选方》等古籍中均记载了山药粥具有健脾益胃的功效。

（三）山楂膏

组成：山楂1000克，白糖240克，适量清水。

制法：山楂洗净，去皮核，加入白糖拌匀。将山楂、白糖、清水放入锅里熬煮，以滴水成珠不散为度。将煮好的山楂汁倒入模具冷却，切块即可。

功效：和胃理气，益胃健脾。

膳食指导：山楂有和胃健脾、疏肝解郁的功效，用于小儿脾虚腹胀、食积腹泻等。白糖可补益中焦脾胃。

山楂膏酸甜可口，需注意小儿宜减量，且糖尿病患者禁用。

《遵生八笺》中记载了山楂膏具有和胃理气、益胃健脾的功效，常用于小儿腹胀食积等。

第二节 帮助生长发育怎么吃

一、脾肾与气血生化

中医藏象理论认为，肾藏精，主生长发育，为"先天之本"。人体的生长发育，均有赖于肾精的填髓与充养。肾为发育生殖之源，藏先天之精及五脏六腑之精华。精化为气，称之为肾气，又名元气。肾气上行不仅促进人体生长发育，而且成为各脏腑功能活动的原动力，不断激发五脏的功能活动，使五脏之气生机不息，维持着人体正常的生命活动。若肾气虚弱，肾精亏虚，骨髓生化乏源，则不利于儿童生长发育。脾主运化，为"后天之本"，也是气血生化之源。脾运化水谷，促进饮食化生水谷精微以充养先天之精，同时化生的气血又可滋养脏腑、四肢百骸、筋肉皮毛等，帮助儿童生长发育。脾胃健运，五脏自强，脾胃衰败，五脏则伤。脾气健旺，儿童饮食消化正常，则生长发育良好；脾气亏虚，则水谷不能运化，气血生化乏源，常见面色黄、易疲劳、挑食、消瘦等表现。

明代李中梓在《医宗必读》中提出脾肾有"相赞之功能""而独主脾、肾者,水为万物之元,土为万物之母,二脏安和,一身皆治,百病不生。夫脾具土德,脾安则土为金母,金实水源,且土不凌水,水安其位,故脾安则肾愈安也。肾兼水火,肾安则水不挟肝上泛而凌土湿,火能益土运行而化精微,故肾安则脾愈安也……二脏为生人之根本……二脏有相赞之功能。"

根据脾肾互赞的理论,"凡先天之有不足者,但得后天培养之力,则补天之功,亦可居其强半"。故先天不足之人在补肾填精的同时,通过补益后天来调补先天,加入健脾药以健脾助运,促进饮食化生水谷精微以充养先天之精,又可滋养脏腑、四肢百骸、筋肉皮毛等,促进小儿生长发育。

二、健脾补肾的食材

太子参、人参、黍米等可以用于健脾补肾的临床实践中去,前文第二章第一节已经予以介绍,此处不再赘述。

(一)黄芪

黄芪,味甘,性微温,归肺、脾经,有补气升阳、固表止汗、利水消肿、生津养血、行滞通痹、托毒排脓、敛疮生肌的功效,为补益脾气之要药,常用于调补脾胃、补气养血的方剂中,如补中益气汤、当归补血汤等。

【古籍溯源】

《本草蒙筌》《神农本草经》《经史证类备急本草》(简称《证类本草》)《本草乘雅半偈》等古籍均有黄芪健脾益气的记载。黄芪主小儿五劳七伤,骨蒸体瘦,消渴腹痛,泻痢肠风等。同时,黄芪主补虚,可治疗小儿百病。

【现代研究】

(1)增强造血功能:黄芪注射液可以舒张外周血管,改善微循环,加快物质代谢,促进骨髓营养供应,增强骨髓细胞的造血功能。

(2)延缓衰老:黄芪提取物具有抗氧化作用,可使血液中超氧化物歧化酶活性升高,增强机体清除自由基的能力。黄芪多糖能促进核糖核酸和蛋白质合成,使细胞生长旺盛,寿命延长。

(3)增强免疫:黄芪可以提高淋巴细胞亚群水平,促进正常人体中抗体的生成,促进淋巴细胞转化率,增强细胞免疫功能。

(4)促进代谢:黄芪可以促进代谢,降低醛糖还原酶的活性。

(5)抑制细菌:黄芪对多种细菌有抑制作用,如肺炎链球菌、金黄色葡萄球菌、溶血性链球菌、痢疾杆菌等。

(二)黄精

黄精,味甘,性平,归脾、肺、肾经,有补气养阴、健脾、润肺、益肾的功效,常用于气阴两虚,体倦乏力,口干食少者。

【古籍溯源】

《本草蒙筌》《日华子本草》《食疗本草》《本草从新》等古籍记载黄精可补诸虚,填精髓,平补气血,常用于治疗小儿羸瘦,脾虚食少等。

【现代研究】

（1）改善记忆：黄精可以通过改善神经突触功能实现对学习能力和记忆能力的提高。

（2）调节免疫：从黄精中提取的多糖可以提高细胞活性,抑制一氧化氮产生,增强免疫功能。黄精粗多糖可以提高巨噬细胞和脾淋巴细胞的免疫活性。

（3）抗氧化：黄精可以通过抑制和清除体内氧自由基、增强免疫等功能发挥抗氧化作用。

（4）抗炎抑菌：黄精多糖对黄体杆菌、大肠埃希菌、副伤寒杆菌等多种细菌具有抑制和杀灭作用,还可以通过激活多种信号通路发挥抗炎作用,并抑制细胞中促炎因子的分泌。

（三）牛乳

牛乳,味甘,性微寒,归心、肺、胃经,有补虚损、益肺胃、养血、生津润燥、解毒的功效,主治虚弱劳损,反胃噎膈,消渴,血虚便秘,气虚下痢,黄疸。

【古籍溯源】

《本经逢原》《本草纲目》《随息居饮食谱》等古籍均有

牛乳补虚羸、健脾益胃的记载,常用于治疗小儿脾虚不纳,风热吐乳等。

【现代研究】

(1)镇静安神:牛乳中含有一种成分叫作 L- 色氨酸。L- 色氨酸能够使人产生疲倦欲睡的感觉,在一定程度上抑制大脑的兴奋性,从而放松身心,起到助眠的作用。建议在睡前半小时,饮用适量的牛乳,以提高睡眠质量。

(2)促进生长发育:牛初乳中含有丰富的蛋白质、脂肪、维生素、矿物质等营养物质,是婴儿和儿童体格发育的重要营养来源。其中的蛋白质易于被人体吸收,可以促进骨骼和肌肉的发育;脂肪含有丰富的脂肪酸,有利于神经细胞的形成和功能发育;维生素能够提供细胞所需的能量和营养,促进身体的正常生长。因此,给婴儿和儿童补充适量的牛初乳,可以促进他们的生长发育。

(四)羊乳

羊乳,味甘,性微温,归心、肺经,有补虚、润燥、和胃、解毒的功效,主治虚劳羸瘦,消渴、心痛、反胃呕逆、口疮。

【古籍溯源】

《增广和剂局方药性总论》《本草经集注》《药性论》《食疗本草》等古籍记载羊乳可补益心肺,治消渴,润肠胃燥,治疗小儿口中烂疮、小儿惊痫等。

【现代研究】

(1)改善肠道功能:羊奶通过改变肠道形态及肠道菌

群的组成和结构，进而改善肠道功能。

（2）易消化吸收：羊奶中含有 α_{S1} - 酪蛋白和脂肪酸，且羊乳脂肪球较小，仅为牛乳脂肪球的 1/3～2/3。因此，羊乳进入胃后，与消化液接触面积大，很快就能被消化吸收。对于消化系统还不完善的婴幼儿，羊乳相比牛乳更加适合其营养需要。

（3）低致敏性：羊奶中 α_{S1} - 酪蛋白和 β - 乳球蛋白含量低于牛奶，而 α_{S1} - 酪蛋白是导致婴幼儿过敏的最大过敏原，所以羊奶的致敏性低于牛奶。羊奶比牛奶更适合用于婴幼儿奶粉的生产。

（4）提高免疫力：羊乳中含有类母乳的低聚糖，可以促进益生菌的生长，提高小儿免疫力。

（5）促进婴幼儿脑和神经系统的发育：羊乳中含有丰富的表皮生长因子，能够促进细胞的增殖分化，特别是促进胃肠道的生长和发育。研究证明，表皮生长因子可调节内分泌紊乱，提高人体免疫力，促进婴幼儿脑和神经系统的发育。

（五）乳腐（牛乳等乳类的加工制成品）

乳腐，味甘，性微寒，主润五脏，利大小便，益十二经脉，微动气，治赤白痢。

【古籍溯源】

《证类本草》《日用本草》《四声本草》等古籍记载乳腐可润五脏，利大小便，益气健脾，常用于治疗小儿赤白痢等。

【现代研究】

乳腐是发酵食物,含有丰富的益生菌,适量食用对维护肠道健康有一定帮助。

（六）荞麦

荞麦,味甘、微酸,性寒,归脾、胃、大肠经,有健脾消积、下气宽肠、解毒敛疮的功效,主治肠胃积滞,泄泻,痢疾,绞肠痧,白浊,带下,自汗,盗汗,疱疹,丹毒,痈疽,发背,瘰疬,烫火伤。

【古籍溯源】

《日用本草》《食疗本草》《四声本草》《本草纲目》等都有荞麦主实肠胃,益气力,化积快胃,降气宽胸,健脾益气等功效的记载,可用于治疗小儿脾积泄泻等。

【现代研究】

（1）消炎抗菌作用:金荞麦是治疗肺脓肿的传统药物,具有显著的抗菌消炎的作用,并且对细菌性痢疾、麻风肺炎等具有一定的疗效。

（2）抗疲劳:荞麦蛋白质可以显著提高小鼠负重游泳时间、爬杆时间和肝糖原的含量,降低血乳酸和血清尿素的含量。其氨基酸组成中 F 因子低,可以抑制 5- 羟色胺的形成,对神经中枢系统的抑制作用降低,使小鼠活动能力增强和耐力时间延长。

（3）抗癌:苦荞麦黄酮主要通过调控胰腺癌细胞的增殖、迁移及凋亡从而发挥抗胰腺癌的活性作用。

（七）橘

橘，味甘、酸，性平，归肺、胃经，有润肺生津、理气和胃的功效，主治消渴，呕逆，胸膈结气。

【古籍溯源】

《本草纲目》《食疗本草》《日华子本草》等古籍均有关于橘可健脾宽中、消食益气等功效的记载，可用于小儿疳瘦等。

【现代研究】

（1）抗肿瘤：柑橘黄酮具有显著的抗肿瘤作用，可治疗淋巴细胞白血病、肝癌、胃癌、肺癌、乳腺癌、卵巢癌、结肠癌、胰腺癌等。川陈皮素是从柑橘果皮中提取出来的一种天然的多甲氧基黄酮类化合物。无论在体内还是在体外，川陈皮素均能明显抑制肿瘤细胞增殖。

（2）调节生物节律：生物节律与生物体的代谢及营养密切相关，柑橘类黄酮的多甲氧基黄酮组分可调节生物节律，使之随昼夜变化而产生周期性波动。

（3）抗氧化：研究证实，柑橘黄酮具有的抗氧化、抗增殖、抗衰老等作用，对延长寿命和抗压力均有潜在的应用价值。

（4）抗炎：柑橘黄酮可增强交感神经介导的静脉收缩力和钙敏感性、减少白细胞黏附和迁移、抑制促炎因子的生成、减轻静脉瓣膜恶化和反流、降低内皮细胞活性、减少毛细血管渗漏。

（八）韭

韭，味辛，性温，归肾、胃、肺、肝经，有补肾、温中、散瘀、解毒的功效，主治肾虚阳痿，里寒腹痛，噎膈反胃，胸痹疼痛，气喘，衄血，吐血，尿血，痢疾，痔疮，痈疮肿毒，疥疮，漆疮。

【古籍溯源】

《证类本草》《本草汇言》《本草纲目》《本草拾遗》等古籍均有韭可安五脏，益阳，健胃，提神，止汗固涩等功效的记载。同时又有韭可治疗小儿胎毒、小儿黄疸的记载。

【现代研究】

（1）抗氧化：研究表明，韭菜蛋白对 ABTS 自由基清除率达到76.6%，说明其具有很强的抗氧化活性。

（2）抗肿瘤：研究表明，韭菜中分离出的四种螺甾烷类糖苷，对人结肠癌细胞的细胞毒活性，抑制效果良好。

（3）耐缺氧、抗疲劳：韭菜籽水提取物可以延长小鼠游泳时间和缺氧状况下的存活时间，增加正常小鼠的力竭时间。

三、促生长的药膳指导

（一）板栗山药粥

组成：鲜山药 100 克，板栗 5 颗，大枣 3 颗，粳米50克。

制法：板栗煮熟，大枣去核洗净，对半切开，鲜山药去皮洗净，切块。将粳米煮开后，倒入板栗、大枣，小火煮30分钟。再加入鲜山药，小火煮30分钟即可食用。可代替部分主食食用，每次1碗，每周2~3次。

功效：益脾胃，补充营养，助消化吸收，增强体力，适用于体弱、脾胃虚弱的人群。

膳食指导：板栗山药粥适用于小儿体质虚弱、发育期、脾胃虚弱的人群，有助于补充身体所需的营养成分，提高免疫力，促进小儿生长发育。山药、大枣有健脾养胃的作用，可改善小儿脾胃虚弱导致的食欲缺乏、消化不良等症状。根据小儿的食量和年龄适度调整，控制食用量，避免过量摄入。

2023年版《儿童青少年生长迟缓食养指南》中收录了本药膳。

（二）胡麻粥

组成：胡麻60克，粳米100克。

制法：胡麻去皮蒸熟，用微火炒香研细，入粳米煮粥，煮至粥汁稠黏为度。

功效：服食可促生长发育。

膳食指导：胡麻粥为小儿生长发育提供了丰富的营养支持。胡麻富含优质蛋白质、脂肪、维生素E等，有助于促进小儿生长发育。粳米可提供小儿所需的能量，且粳米易于消化吸收,适用于婴幼儿生长发育不良的情况。根据小儿的食量和年龄适度调整,控制食用量。

古籍《食宪鸿秘》《古今医统大全》均记载了胡麻粥。

(三)蒸羊头肉

组成:白羊头1个,五味汁适量。

制法:将白羊头如常法洗净,令蒸极熟。每次适量,以五味汁佐餐食之。

功效:祛风止痉。适用于目眩羸瘦,小儿五劳,手足无力。

膳食指导:适用于脾胃虚寒、肾阳不足、气血亏虚引起的小儿体质虚、瘦弱、手足无力等症状。羊头肉温中健脾,补肾壮阳,益气养血。通过食用蒸羊头肉,可以改善小儿的体质,增强体力,有助于提高小儿整体免疫力,缓解小儿脾胃虚寒,肾阳不足等。食用时应注意适量,过量食用可能会导致消化不良。对羊肉过敏的小儿避免食用。

《太平圣惠方》《食医心鉴》均载有蒸羊头肉方。

(四)牛乳甜羹

组成:牛乳200克,粳米10克。

制法:先入粳米煮烂,快熟时加入牛乳。早、晚佐食。服时可加蜂蜜、白糖适量。

功效:滋补强壮,补虚损,润五脏。常服,强身健体。牛乳甜羹是小儿理想的营养滋补佳品。

膳食指导：适合处于生长发育期的小儿食用。牛乳中含有丰富的蛋白质、脂肪、维生素、矿物质等营养物质，可以促进骨骼和肌肉的发育。牛乳中含有丰富的免疫因子，可以提高小儿的免疫能力。对于有乳糖不耐或牛奶蛋白过敏的儿童，应慎用或避免使用牛乳。

第三节　安眠稳睡怎么吃

一、胃不和则卧不安

《黄帝内经》曰："胃不和则卧不安。"意为脾胃不适会导致睡眠不安。小儿同样会因脾胃功能失调，导致睡觉不安稳。

一般而言，小儿的消化系统尚未发育完全，若饮食不洁、饮食不节、饥饱失常或饮食不规律，可能会出现脾胃功能失调的病证。胃部不适，进而影响睡眠。此外，寄生虫感染、免疫系统、呼吸系统等疾病均会不同程度影响小儿脾胃功能，进而引起胃部不适，导致睡眠不安稳。此外，遗传因素也是导致脾胃功能失调的原因之一。若父母有脾胃虚弱或脾胃湿热等问题，小儿也容易出现类似的问题。

家长朋友应重视小儿的脾胃功能失调问题，采取科学合理的方法进行调理和治疗。同时，要注意密切观察小儿的症状变化和生长发育情况，及时就医并遵循医生的建议进行治疗和管理。

二、理气和胃的食材

陈皮、甘草、芡实等药物均可理气和胃助眠，用于因脾胃不和而导致的诸多病证，具体可见第二章第一节。

（一）木香

木香，味辛、苦，性温，归脾、胃经，具有行气止痛、调中导滞的功效，主治胸胁胀满，脘腹胀痛，呕吐泄泻，泻痢后重。可与干姜、枳实、白术等药物配伍以治疗小儿食滞，如木香大安丸、香砂六君子汤等。

【古籍溯源】

《本草经集注》《药性论》《日华子本草》等均载有木香具有行气止痛、调中导滞的功效，可用于治疗胸胁胀满疼痛等属于肝脾不和的病证；还可以健脾消食，用于霍乱吐泻等病证。

【现代研究】

（1）对中枢神经系统的影响：木香生物碱有抑制中枢神经的作用。

（2）对呼吸系统的影响：云木香水提液等能对抗组胺与乙酰胆碱对气管和支气管的致痉作用。云木香碱的支气管扩张反应与迷走中枢抑制有关。

（3）对心血管系统的影响：木香挥发油具有扩张外周血管与轻微的抑制心脏的作用；从挥发油中分离出的各种内酯部分具有不同程度的降压作用。

（4）对消化系统的影响：木香及其提取物对胃肠道有兴奋和抑制的双向作用，能促进消化液分泌。木香单味药能通过加快胃肠蠕动促进胃排空，同时也有明显的利胆作用。

（二）枳壳

枳壳，味苦、辛、酸，性微寒，归脾、肝两经，具有理气宽胸、行滞消积的功效，主治小儿脾胃气滞而致的胸膈痞满，胁肋胀痛，食积不化，脘腹胀满，下痢后重，脱肛等。

【古籍溯源】

《开宝本草》《食物本草》等古籍均载枳壳具有宽胸理气、行滞消积的功效，常用于治疗风痒麻痹、劳气咳嗽、背膊闷倦等。同时，对小儿脾胃气滞导致的胸闷脘痞、食少纳呆具有一定的治疗作用。

【现代研究】

（1）对心血管系统影响：枳壳及其提取物有一定的升压抗休克的功效，也有暂时的抑尿作用。

（2）对胃肠作用：枳壳煎剂对胃肠收缩有抑制与兴奋的双向作用。

（3）对子宫作用：枳壳煎剂对子宫收缩有一定的兴奋作用。

（三）玫瑰花

玫瑰花，味甘、微苦，性温，归肝、脾两经，具有疏肝解郁、活血止痛的功效，用于小儿肝郁犯胃之胸胁脘腹胀痛、呕呃食少、纳呆等症。

【古籍溯源】

《药性考》《本草纲目拾遗》《本草纲目》等古籍中均有玫瑰花疏肝解郁、活血止痛、和血平肝、养胃健脾等功效的记载。同时，载有其可用于治疗小儿肝脾不和、脾虚泄泻等。

【现代研究】

（1）对微循环的影响：玫瑰花及其提取物可增加微动脉的血流速度，加快微循环障碍的恢复。

（2）对主动脉平滑肌的影响：玫瑰花水煎剂均可明显扩张去甲肾上腺素所收缩的主动脉平滑肌条。

（四）莱菔子

莱菔子，味辛、甘，性平，归肺、脾经，具有消食除胀、降气化痰的功效，主治小儿食积气滞、咳喘痰多、胸闷食少等症。与白豆蔻等配伍成莱菔丹可用于小儿腹胀等症。

【古籍溯源】

《滇南本草》《本草纲目》《医林纂要》等古籍中均有莱菔子可消食除胀、降气化痰的记载，并可用于小儿肚大筋青等。

【现代研究】

（1）对消化系统的影响：研究表明，莱菔子能增强离体兔回肠节律收缩的作用，加强机械性消化的作用。

（2）对血管的影响：莱菔子主要的降压活性成分为芥子碱硫酸氢盐，通过扩张血管，降低血管阻力而起降压作用。

（3）对病原微生物的影响：莱菔子对葡萄球菌、大肠埃希菌、星形奴卡氏菌及同心性癣菌等有不同程度的抑制作用。

（五）郁金

郁金，味辛、苦，性寒，归肝、胆经，具有活血止痛、行气解郁、清心凉血、利胆退黄的功效，主治小儿气滞血瘀痛证，见衄血、疼痛等。

【古籍溯源】

《本草纲目》《本草备要》等古籍均记载了郁金具有活血止痛、行气解郁的功效，可用于凉心热，散肝郁，和解肝脾。

【现代研究】

（1）对消化系统的影响：郁金有保护肝细胞、促进肝细胞再生、去脂和抑制肝细胞纤维化的作用，能对抗肝脏毒性病变。其姜黄素和挥发油能促进胆汁分泌和排泄，减少尿内尿胆原；其煎剂能刺激胃酸及十二指肠液分泌。

（2）对血液系统的影响：郁金水煎剂能降低全血黏度，抑制血小板聚集；其醇提物能降低血浆纤维蛋白含量。

（3）对病原微生物的影响：郁金水煎剂、挥发油对多种皮肤真菌有抑制作用。郁金对多种细菌有抑制作用，尤其对革兰氏阴性菌的作用强于对革兰氏阳性菌。郁金也有一定的抗炎止痛作用。

（六）柴胡

柴胡，味苦、辛，性微寒，归肝、胆、脾经，具有解表退热、疏肝解郁、升举阳气的功效。本品能升举脾胃清阳之气，善条达肝气，疏肝解郁，主治小儿表证发热，少阳证，肝郁气滞，气虚下陷，脏器脱垂等。

【古籍溯源】

《神农本草经》《本草纲目》均记载了柴胡解表退热、疏肝解郁、升举阳气的功效，可用于治阳气下陷，平肝、胆、三焦、包络相火，以及小儿痘疹余热，五疳羸热等。

【现代研究】

柴胡具有镇静、安定、镇痛、解热、镇咳等广泛的中枢抑制作用。柴胡及其有效成分柴胡皂苷有抗炎作用，其抗炎作用与促进肾上腺皮质系统功能等有关。柴胡皂苷有降低血浆胆固醇作用。柴胡有较好的抗脂肪肝、抗肝损伤、利胆、降低转氨酶、兴奋肠平滑肌、抑制胃酸分泌、抗溃疡、抑制胰蛋白酶等作用。柴胡煎剂对结核分枝杆菌有抑制作用。

此外,柴胡还有抗感冒病毒、增加蛋白质生物合成、抗肿瘤、抗辐射及增强免疫功能等作用。

（七）沙棘

沙棘,味甘、酸,性温,归脾、胃、肝经,具有健脾消食、止咳祛痰、活血祛瘀的功效,主治小儿脾虚食少、纳呆、腹胀、咳嗽痰多等。

【古籍溯源】

《晶珠本草》《如意宝树》均有沙棘健脾消食、止咳祛痰,用于治疗小儿消化不良等病证的记载。

【现代研究】

沙棘黄酮能改善心肌微循环、降低心肌耗氧量、抗血管硬化、抗炎等作用。沙棘油及其果汁有抗疲劳、降血脂、抗辐射、抗溃疡、保肝及增强免疫功能等作用。

（八）阿胶

阿胶,味甘,性平,归肺、肝、肾经,具有健脾、补血、滋阴、润肺、止血的功效,可用于小儿脾虚血虚诸证,症见纳呆、食少、面色萎黄、心烦失眠、阴虚风动、手足瘛疭等。

【古籍溯源】

《本草备要》《名医别录》等古籍均记载阿胶具有健脾、补血、滋阴、润肺、止血的功效。阿胶还可用于治疗小儿惊风。

【现代研究】

（1）增强记忆力：研究指出，阿胶有助于改善睡眠质量，增强记忆力。

（2）补钙：阿胶中钙含量较高，服用后可增加机体内钙的摄入量，有效改善因缺钙而导致的骨钙丢失、钙盐外流，可用于改善骨质疏松、骨质增生及各类骨折。

（3）耐缺氧、抗疲劳：阿胶能够显著提高耐缺氧能力，增强耐寒冷能力，非常显著地增强抗疲劳作用。

（4）补血、凝血：阿胶具有提高红细胞和血红蛋白数量，促进造血功能的作用。阿胶的补血机制可能与其含有氨基酸、富含铁和微量元素、含有较高的动物蛋白等有关。

（九）酸枣仁

酸枣仁，味甘、酸，性平、温，归心、肝经，具有养心益肝、安神、敛汗的功效，主要用于小儿心肝阴血虚而致的心悸、纳差、怔忡、健忘、失眠、多梦、眩晕，体虚自汗、盗汗及津伤口渴、咽干等。

【古籍溯源】

《神农本草经》《名医别录》《本草纲目》均记载了酸枣仁养心益肝、安神、敛汗的功效，主要用于治疗烦心不得眠、虚汗、烦渴等。

【现代研究】

酸枣仁能够降低血压，同时具有抗心肌缺血的作用。

研究表明,酸枣仁有明显的中枢神经抑制作用,对子宫有兴奋作用。

三、安神助眠的药膳指导

(一)酸枣仁粥

组成:酸枣仁15克,粳米100克,白糖适量。

制法:将酸枣仁捣碎,加水煎取药汁,去渣后与粳米同煮成粥,加入白糖调味即可。

功效:宁心安神,健脾养心。

膳食指导:酸枣仁具有养心安神、敛汗的作用,对于心肝血虚引起的失眠多梦、心悸怔忡等症状有良好疗效;粳米、白糖可健脾益胃,补中益气。三味配伍,性味柔和,具有疏肝健脾、益气安眠之功效。酸枣仁粥尤其适合心肝两虚引起的小儿失眠。请注意,糖尿病患者须在医师的指导下使用。

《太平惠民和剂局方》《饮膳正要》均记载了酸枣仁粥安眠功效。

(二)百合莲子粥

组成:百合30克,莲子30克,红枣10枚,冰糖适量。

制法:将百合、莲子、红枣洗净后同放入锅中,加水适量煮至莲子熟烂,加入冰糖调味即可。

功效：养心健脾，宁心安神。

膳食指导：百合具有养阴润肺、清心安神的作用，莲子具有补脾止泻、止带、益肾涩精、养心安神的作用。二者合用，对心脾两虚引起的小儿失眠多梦、心悸不寐等症状有显著疗效。

《普济方》《遵生八笺》《饮膳正要》记载了百合莲子粥具有养血安神的作用。

（三）柏子仁粥

组成：柏子仁15克，粳米100克。

制法：将柏子仁洗净后去皮壳与粳米同煮成粥即可。

功效：宁心安神，健脾养胃。

膳食指导：《养生随笔》记载了柏子仁粥具有宁心安神的作用。

（四）牛乳粥

组成：牛乳100毫升，粳米100克。

制法：粳米100克与适量水煮粥，待半熟去少汤，加入牛乳100毫升即可。

功效：宁心安神，养心健脾。

膳食指导：牛乳可健脾养心，粳米益气和中，两者药味平缓，可补益小儿中焦脾胃，益气并安神，具有一定的宁心助眠的功效，可有效改善小儿食少、纳差、惊悸、少眠等症状。

高濂《遵生八笺》记载了牛乳粥具有宁心安神的作用。

（五）莲子清心饮

组成：莲子 30 克，茯苓 30 克，鲜百合 30 克，枸杞子 15 克。

制法：百合、茯苓洗净切碎，莲子洗净去心，和枸杞子一起熬煮即可。

功效：养心安神，补肾益精。

膳食指导：百合、莲子、茯苓可健脾养心，宁心安神；枸杞子可补益肾精，调胃安中。四者合用，适用于心、脾、肾阴虚引起的小儿失眠多梦、心悸健忘等，可有效改善小儿睡眠质量。

《本草纲目》载莲子清心饮具有补肾养阴、养心安神的功效。

（六）参枣龙眼汤

组成：太子参 6 克，红枣 8 枚，龙眼 7 个，冰糖少许。

制法：将太子参洗净切碎，红枣去核，龙眼洗净切碎，和冰糖一起放入砂锅中，加入适量的水，煮沸即可。

功效：补中益气，养心安神。

膳食指导：太子参益气健脾养心，红枣、龙眼护胃宁心。三者合用，适用于气血不足引起的小儿失眠多梦、惊悸不宁等。

《杂病源流犀烛》载其有补中益气，养心安神的功效。

（七）八宝粥

组成：芡实、薏苡仁、白扁豆、莲肉、山药、红枣、桂圆肉、百合各6克，大米150克。

制法：扁豆去皮，山药去皮切碎，上八味洗净，入锅中与大米煮烂成粥即可。

功效：补中益气，养心安神。

膳食指导：芡实、薏苡仁、白扁豆、红枣、大米可健脾益气，莲子肉、桂圆肉、百合可宁心健脾，山药可平补三焦。诸味合用，适用于心脾两虚、气血不足导致的小儿惊悸、失眠、多梦、易醒等。

清代古籍《粥谱》载八宝粥可补脾胃、增食欲、壮身体，适用于脾虚胃弱所致的水肿、泄泻、失眠、口渴、咳嗽等。

（八）甘麦大枣汤

组成：甘草3克，小麦15克，大枣6枚。

制法：将小麦洗净，泡水1小时；红枣泡软，去核。将小麦、甘草、红枣加水煮开即可。

功效：益气养血、宁心安神。

膳食指导：小麦、甘草可健脾养心、宁心安神；大枣可益气健脾。三味合用，可健脾养心，适用于气血亏虚导致的小儿失眠、惊悸等。

张仲景《金匮要略》载甘麦大枣汤可治疗妇人脏躁，改良剂量后可用于小儿阴虚烦躁所致的睡眠不佳。

（九）酸枣仁煎饼

组成：酸枣仁 15 克，人参 5 克，茯神 5 克，糯米 150 克，白面 150 克。

制法：先将上四味洗净。酸枣仁捣碎去渣后，与人参、茯神、糯米共捣成末，加入白面与适量水制成煎饼即可。

功效：健脾益气，宁心安神。

膳食指导：酸枣仁养心安神，人参、茯神宁心健脾，糯米、白面益气安中。诸味合用，适用于心脾不足导致小儿心神不宁，失眠惊悸，哭闹不安等。

《普济方》记载，酸枣仁煎饼可益气健脾、宁心安神。

第四节　聪耳明目益智怎么吃

一、有诸内者，必形诸外

"内"指事物内部的本质，而"外"则指事物外部的征象。这两者之间存在着必然的联系，事物内部的变化会反映在外部。

"欲知其内者，当以观乎外；详于外者，斯以知其内"的观点，强调了通过观察外在表现来推断内在本质。这类似于从大自然中的现象中推测事物的本质，比如通过观察草木的繁茂与否来推断水土的肥瘠情况。相同的，人体被看作一个有机的整体,五脏分别主宰不同的功能。这些功能活动及病理变化也必然反映在体表相应的组织器官上。通过观察人体表现于外的生理病理现象,可以推测机体生理活动和病理变化的本质。中医诊断疾病时,四诊法是一种常用的方法,即望、闻、问、切。通过这些方法,可以全面地了解病情,而内外联系的整体观念在这个过程中起到了关键作用。在小儿食疗中,我们也可遵循此理论,根据人体外部的病变现象来观察脏腑的虚实状况,从而调整饮食,达到养生和康复的目的。

　　肾开窍于耳,为先天之本,肾精生髓,耳与脑髓相通,因此耳的功能是否正常,与肾精是否充盈有密切关系。肾精充足,髓海充盈,耳窍得以濡养,则听觉灵敏;反之,肾精不足,髓海空虚,耳窍失于濡养,则听力减退,或出现耳鸣、耳聋等。肝开窍于目,由于肝的经脉在循行中上连于目,肝之阴血营养于目,肝的疏泄功能可调节于目,因此,人体视觉功能与肝密切相关,而肝的功能正常与否,也往往从目反映出来。脾为后天之本,可将我们摄入的食物转化为精微物质,进而生成气血,滋养全身,在小儿的生长发育过程中起到重要作用。有诸内者,必形诸外,机体内部的病变可在机体外部体现,机体外部产生的症状表现可反映脏腑功能是否正常。此外,心主神志,是藏神之所,是神志活动的发源地,心的气血充盛,心神得养,神志活动才能正常。因此,在小儿的食养保健中,为促进小儿生长发育,常通过调理肾、肝、脾、心等方式以聪耳、明目、益智。

二、聪耳、明目、益智的食材

（一）荸荠

荸荠，味甘，性寒，归肺、胃经，有清热、化痰、消积的作用，治温病消渴、黄疸、热淋、痞积、目赤、咽喉肿痛、赘疣等。

【古籍溯源】

荸荠，又名乌芋。《养生类纂》《名医别录》《食疗本草》等古籍载有乌芋具有清热、化痰、消积的功效，可用于治疗小儿脐下当痛。

【现代研究】

（1）抗菌、抗氧化：荸荠皮有丰富的水溶性棕色素和膳食纤维。荸荠皮中的棕色素除具有一定的营养作用外，还有抗菌和抗氧化活性。

（2）抗癌：荸荠中含有一定量的硒。硒是人体中一些抗氧化酶（如谷胱甘肽过氧化物酶）和硒－P蛋白的重要组成部分，在体内起着平衡氧化还原氛围的作用。

（二）蒲菜

蒲菜，味甘，性平，具有生津止渴，耐饥轻身，聪耳明目，益智延年，开心孔，通九窍，镇静抗惊，益智安神之功效，主治多忘神衰，五脏心下邪气、口中烂臭、小便短少赤黄、乳痈、便秘,胃脘灼痛等症。久食有轻身耐老、固齿明目聪耳之功;生吃有止消渴、补中气、活血脉之效。

【古籍溯源】

《神农本草经》《本草纲目》等古籍载蒲菜有生津止渴、益智安神的功效,主治五脏心下邪气、口中烂臭等。

【现代研究】

抗疲劳:研究表明,蒲菜的黄酮类化合物明显延长小鼠的负重游泳时间,显著下降血清中乳酸与尿素氮浓度,同时明显减少肝脏与骨骼肌组织中丙二醛的生成量,并可增强体内超氧化物歧化酶的活力,从而可知蒲菜黄酮化合物能够提高机体的运动耐力,具有抗疲劳作用。

(三)桑椹

桑椹,味甘、酸,性寒,归肝、肾经,有滋阴养血、生津润肠的作用,主治肝肾不足和血少精亏的头晕目眩、耳鸣、须发早白、失眠、消渴、腰酸、肠燥便秘。

【古籍溯源】

《随息居饮食谱》《滇南本草》等古籍载桑椹具有滋阴养血、生津润肠的功效,可用于治疗肝肾不足而致的头晕目眩等。

【现代研究】

(1)抑菌:桑椹籽中萃取出的黄酮水溶液对细菌(大肠埃希菌和金黄色葡萄球菌)与霉菌(黑曲霉和桔青霉)

都有一定的抵制作用。桑椹红色素对大肠埃希菌的抑制作用较强。

（2）治疗皮肤色素沉淀性疾病：桑椹提取物均能表现出不同程度的抑制酪氨酸酶活性及抗氧化的能力。

（四）芥菜

芥菜，味辛，性温，归肺、胃、肾经，有利肺豁痰、消肿散结的功效，主治寒饮咳嗽、痰滞气逆、胸膈满闷、牙龈肿烂、乳痈、痔肿、冻疮漆疮、砂淋、石淋等。

【古籍溯源】

《名医别录》《食疗本草》等古籍记载芥菜具有利肺豁痰，消肿散结，除肾邪气，利九窍，明耳目等功效。

【现代研究】

（1）抗氧化：芥菜除含有胡萝卜素外，还含有大量抗坏血酸，是活性很强的还原物质，参与机体重要的氧化还原过程，能增加大脑中氧含量。

（2）眼动脉保护：芥菜能清除自由基活性，可降血脂、血糖，促进血流畅通，增强管壁弹性，最终达到保护眼动脉血管的作用。

（五）蜂蜜

蜂蜜，味甘，性平，归胃、肺、大肠经，有调补脾胃、缓急止痛、润肺止咳、润肠通便、润肤生肌、解毒的功效，主治脘腹虚痛、肺燥咳嗽、肠燥便秘、目赤口疮、溃疡不敛、风疹瘙痒、水火烫伤、手足皲裂。

【古籍溯源】

《神农本草经》《名医别录》《本草拾遗》等古籍记载蜂蜜可调补脾胃、缓急止痛、和百药、明耳目等功效，可用于牙齿疳䘌、唇口疮、目肤赤障等。

【现代研究】

（1）抗肿瘤：蜂蜜含有抗肿瘤成分咖啡酸，而咖啡酸能有效地抑制动物的结肠癌和皮肤癌。蜂蜜的抗癌成分具有中度抗肿瘤和显著的抗肿瘤转移作用。

（2）促进组织再生：蜂蜜可通过提供创面营养、控制创面感染、抗炎、清除坏死组织、调节创面愈合相关细胞因子等多条途径促进创面愈合。

（3）促进消化、润肠通便：蜂蜜对胃肠功能具有调节作用，能促使胃酸分泌正常，减轻胃痛及胃烧灼感；可增加红细胞及血红蛋白数量，增强肠蠕动，显著缩短排便时间，从而促进消化、润肠通便。

（六）菠菜

菠菜，味甘，性平，归肝、胃、大肠、小肠经，有解热毒、通血脉、利肠胃的功效，主治头痛、目眩目赤、夜盲症、消渴、便秘、痔疮。

【古籍溯源】

《食疗本草》《滇南本草》等古籍记载菠菜可利五脏、通肠胃热、解酒毒，同时可祛风明目、开通关窍。

【现代研究】

（1）抗炎：研究发现，菠菜水提物能显著增加患急性肠炎小鼠的体重，减轻腹泻，增加血红蛋白和血浆总蛋白含量，降低血清、回肠和结肠中丙二醛含量，衰减病变的程度，改善黏膜组织损伤，有效改善小鼠结肠炎的症状。

（2）抑制食欲，增加饱腹感：研究表明，菠菜中的类囊体成分能显著降低人的食欲，增加饱腹感，减少人对各种食物的渴望。

（3）抗肿瘤：体外细胞水平研究表明，菠菜中的糖脂类成分及天然抗氧化成分均有良好的抗肿瘤活性。

（4）视网膜保护：菠菜中含丰富的叶黄素可预防内皮细胞凋亡发生和逆转毛细血管退行性改变，从而起到对视网膜的保护作用。

（七）胡萝卜

胡萝卜，味甘、辛，性平，归脾、肝、肺经，有健脾和中、滋肝明目、化痰止咳、清热解毒的功效，主治脾虚食少，体虚乏力，脘腹痛，视物昏花，雀目，咳喘，百日咳，咽喉肿痛，麻疹，水痘，疖肿，烫火伤，痔漏。

【古籍溯源】

《医林纂要》《福建药物志》等记载胡萝卜具有润肾命，壮元阳，暖下部，除寒湿，滋肝明目的功效。

【现代研究】

（1）抑菌：用胡萝卜提取出的挥发油做抗菌实验，表明其对金黄色葡萄球菌、大肠埃希菌有抑制作用。对皮肤真菌菌株显示出有效的抗真菌活性。

（2）改善认知功能障碍：通过药理实验证明，野胡萝卜种子的乙醇提取物通过其改善记忆、降低胆固醇和抗胆碱酯酶活性等多重作用改善认知功能障碍。

（八）猪肝

猪肝，味甘、苦，性温，归脾、胃、肝经，有补肝明目、养血健脾的功效，主治肝虚目昏，夜盲，血虚萎黄，小儿疳积，脚气，水肿，久痢，脱肛，带下。

【古籍溯源】

《备急千金要方》《本草纲目》《本草求原》等古籍载猪肝可补肝明目，用于治疗肝虚浮肿，肝虚目暗，目赤，雀目等。

【现代研究】

猪肝中维生素 A 含量丰富，可促进生长发育和生殖功能，同时可以改善眼睛疲劳、干涩，维持皮肤上皮细胞活性。猪肝中富含的维生素 C 和硒可以增强人体免疫力、抗氧化。猪肝中铁含量较高，可以调节和改善贫血患者造血系统的生理功能。

（九）枸杞子

枸杞子，味甘，性平，归肝、肾、肺经，有养肝、滋肾、润肺的功效，主治肝肾亏虚，头晕目眩，目视不清，虚劳咳嗽。

【古籍溯源】

《药性论》《本草纲目》《本草汇言》《本草述》《本草经疏》等古籍载枸杞子能补益精髓不足,明目,安神,可用于治疗肝风血虚、眼赤痛痒、昏翳等。

【现代研究】

(1)保护视神经:枸杞子中的多种活性成分枸杞多糖、枸杞总黄酮、类胡萝卜素等具有协同保护视力的作用。

(2)抗抑郁、抗焦虑:枸杞多糖治疗皮质酮可有效缓解慢性压力应激引起的神经炎症,并使应激模型小鼠焦虑样行为得到改善。

(3)抗辐射:实验证实枸杞子可升高外周血白细胞数,降低微核率,提高骨髓细胞增殖活性,具有抗辐射作用。

(十)羊肝

羊肝,味甘、苦,性凉,归肝经,有养血、补肝、明目的功效,主治血虚萎黄,羸瘦乏力,肝虚目暗,雀目,青盲,障翳。

【古籍溯源】

《备急千金要方》《新修本草》《食疗本草》等古籍载羊肝具有补肝明目的功效,常可以用来疗肝风虚热、目赤暗无所见等。

【现代研究】

(1)抗肿瘤作用:从羊肝制取的抗肿瘤免疫核糖核酸可使晚期危重癌症患者的病灶停止生长,缩小,甚至消退;

并能不同程度地缩小白血病细胞浸润造成的肝、脾和淋巴结肿大,提高血红蛋白、血小板和白细胞,对细胞免疫和体液免疫指标也均有不同程度提高。

（2）对免疫功能的影响:从乙肝疫苗免疫山羊肝制取的抗乙肝 iRNA 能提高小鼠巨噬细胞特异性吞噬功能。

（3）促进智力、视力发育:羊肝含有的 DHA,是构成大脑和视网膜的重要脂肪酸,对婴儿智力和视力的发育有促进作用。

（十一）决明子

决明子,味苦、甘、咸,性微寒,归肝、肾、大肠经,有清肝明目、利水通便的功效,主治目赤肿痛,羞明泪多,青盲,雀目,头痛头晕,视物昏暗,臌胀,习惯性便秘,肿毒,痢疾。

【古籍溯源】

《神农本草经》《药性论》《日华子本草》《生草药性备要》等古籍载决明子具有清肝明目,利水通便的功效,常用于治疗青盲,目淫,肤赤,白膜,眼赤痛,泪出等病证。也可用于治小儿五疳,去翳明目。

【现代研究】

（1）对眼部疾病的作用:实验研究证实了决明子多糖的护目作用。此作用机制可能与抑制小胶质细胞的炎症病变有关。决明子提取物可减少氧自由基的生成,增加晶状体组织内的谷胱甘肽水平,改善小鼠晶状体的过氧化应激状态,保护晶状体。

（2）调节肠道功能作用:决明子蒽醌类成分是调节肠道功能的主要活性成分,并且多糖和纤维素具有一定的润肠通便作用。

（3）抑菌:决明子对大肠埃希菌、产气杆菌、金黄色葡萄球菌、肺炎链球菌、青霉菌等具有较强的抑菌活性。

（4）抗抑郁、抗焦虑:决明子提取物及其组分对神经系统疾病有显著的预防保护作用,影响人单胺氧化酶活性,尤其高选择性地抑制人单胺氧化酶活性,对焦虑及抑郁有预防作用。

（十二）核桃

核桃,味甘,性平,归肺、肾经,有补益肝肾、纳气平喘的作用,主治腰膝酸软、隐痛,虚喘久咳。

【古籍溯源】

《开宝本草》《医学衷中参西录》等古籍载核桃具有补益肝肾、纳气平喘的功效,常用于治疗虚劳咳嗽、气不归元、下焦虚寒、小便频数等。

【现代研究】

改善学习和记忆能力:核桃油含有丰富的亚油酸和α-亚麻酸。α-亚麻酸是ω-3脂肪酸,在体内可合成人脑重要的组成成分二十二碳六烯酸（DHA）,对神经元脑部细胞的发育和突触形成有着重要作用。同时,补充α-亚麻酸、亚油酸、油酸有提高学习记忆能力的作用。核桃油中磷脂在 0.2%～0.6%。磷脂是神经细胞新陈代谢的基本物质,约占大脑干重的 30%,有"天然脑黄金"之称,有改善学习和记忆力的作用。

(十三)黑芝麻

黑芝麻,味甘,性平,归肝、脾、肾经,有补益肝肾、养血益精、润肠通便的功效,主治肝肾不足所致的头晕耳鸣、腰脚痿软、须发早白、肌肤干燥,肠燥便秘,痈疮湿疹,小儿瘰疬,烫火伤,痔疮。

【古籍溯源】

《神农本草经》《抱朴子》《新修本草》《食疗本草》《日华子本草》等古籍记载黑芝麻主伤中,虚羸,可益气力,长肌肉,填脑髓。黑芝麻可用于疗治小儿头疮及浸淫恶疮。

【现代研究】

抗炎作用:现代研究表明,芝麻素抗菌作用显著,既可抑制细菌生长,又有杀菌作用。

芝麻油外擦能清热解毒、消炎止痛。用芝麻油治疗各种原因引起的小儿口腔疾病,效果明显。

三、聪耳明目益智的药膳指导

(一)羊肝胡萝卜粥

组成:羊肝 150 克,胡萝卜 100 克,大米 100 克。

制法：羊肝和胡萝卜均切成小丁块，肝丁用料酒、姜汁渍10分钟，熟油倒入肝丁，略炒，盛起。大米熬成粥后加入胡萝卜丁，焖煮15分钟，再加入肝丁并调味。

功效：明目护眼。

膳食指导：小儿在生长发育期，需要补充足够的铁质和维生素A。羊肝胡萝卜粥是一种富含铁质和维生素A的药膳，有助于改善眼睛适应光暗变化的能力，视物模糊，视力减退等。羊肝可改善小儿贫血状况，提高免疫力。羊肝胡萝卜粥能够提供小儿所需的铁质和维生素A，从而增强小儿的免疫力和抵抗力。通过食疗，补充营养，促进小儿身体的全面发育。根据小儿的年龄、体重等情况适量食用，避免过度摄入。

现代通识性著作如《青海常用中药手册》等书目记载羊肝胡萝卜粥具有明目护眼之功效。

（二）猪肝羹

组成：猪肝一具（细切，去筋膜），葱白一握（去须，切），鸡子三枚。

制法：上以豉汁中煮作羹。临熟，打破鸡子，投在内，食之。

功效：养肝明目，治营养性视弱，远视无力。

膳食指导：猪肝羹补肝，明目，养血，适用于血不养肝，视力减退，目视无力等。猪肝富含维生素A，有助于改善视力。鸡蛋提供优质蛋白，有助于身体健康发育。通过食疗,有助于促进小儿身体的生长发育,增强免疫功能。对鸡蛋过敏或不适应的儿童,可以适量减少鸡蛋的用量。根据小儿的年龄、体重等情况适量食用,避免过度摄入。

《太平圣惠方》等古籍中记载,猪肝羹可补肝,明目,养血。

（三）羊肝粥

组成:羊肝一具(去膜,细切),葱子一勺(炒为末),米适量。

制法:以水煮熟,去滓,入米煮粥食。

功效:疗肝风虚热,目暗无所见,不能远视。

膳食指导:养血明目,适用于肝血不足所致的头目眩晕,视力下降,眼目干涩及目暗无所见等症状。羊肝味甘、苦,性凉,入肝经,有补肝明目、养血益精之功,适用于肝虚目暗、眼目昏花等。羊肝含有丰富的优质蛋白质、维生素和矿物质。羊肝中的维生素 A 等成分对眼睛有益,有助于改善目暗无所见,不能远视的情况。

《多能鄙事》《仙拈集》《唐本草》等古籍载羊肝粥可治疗小儿雀目及目不能远视等。

（四）核桃仁粥

组成:核桃仁 30 克,米 100 克。

制法:将核桃仁拍成碎块,与米共煮成粥。食时可加白糖适量。

功效：补肾填精，健脑益智，强壮筋骨，补阳虚。疗神经衰弱、肌发不荣等症。对改善健忘、反应迟钝，有一定效果。

膳食指导：适用于智力发育迟缓、体质虚弱、神经衰弱及记忆力下降或小儿处于身体发育阶段。核桃仁粥有助于改善健忘、提高反应力，促进小儿的身体发育和大脑发育，有助于提高智力水平。核桃仁含有丰富的优质蛋白质、脂肪及维生素 E。核桃仁中的脂肪酸、卵磷脂等有助于大脑发育和提高智力水平。根据小儿的年龄、体重等情况适量食用，避免过度摄入。

《随息居饮食谱》《本草纲目》等著作载核桃仁粥具有补肾填精、健脑益智、强壮筋骨的功效。

（五）莲子粥

组成：莲子 30 克，糯米 100 克。

制法：莲子（去衣，煮烂），将煮熟的莲子研细，入糯米，煮粥，任意食之。

功效：本方有益精气，强智力，聪耳目，健脾胃之功效。适用于脾胃虚弱，精气不足之健忘而伴见食欲缺乏，大便不实者。

膳食指导：莲子粥适用于小儿脾胃虚弱，精气不足，伴随健忘、食欲缺乏、大便不实等症状。莲子富含蛋白质、维生素和矿物质，能够促进生长发育。莲子中的锰元素对大脑的发育和功能有积极作用。糯米易于消化吸收，有助于增强脾胃功能，改善食欲。对小儿健忘、食欲缺乏、大便不实等与脾胃虚弱相关的症状有显著效果。经常服用莲子粥，能够改善健忘、反应迟钝等情况，对于小儿的记忆力和反应能力有一定的提高作用。食用时应确保莲子煮熟，以保证其易于消化吸收。

《饮膳正要》等古籍载莲子粥有益精气，强智力，聪耳目健脾胃之功效。

第五节　吃什么能注意力更集中

一、中医学的"神"

在中医学的理论体系中，"神"是一个非常重要的概念。它既是人体生命活动的主宰，也是疾病发生和转归的重要影响因素。理解中医学中"神"的概念、作用以及与疾病的关系，能帮助读者更好地理解中医学的理论和实践。

中医学的"神"是指人体生命活动的外在表现和内在精神状态的总称。具体而言，"神"包括两个方面：一是形体之"神"，即人体各部位的功能活动；二是精神之"神"，即人的思维、意识、情感等精神活动。

形体之"神"：在中医学中，形体之"神"是指人体各部位的功能活动。例如，眼神的明亮、灵活，反映着肝气的疏泄功能顺畅；面色红润有光泽，反映着脾胃运化功能的强健；呼吸均匀有力，反映着肺气的宣发和肃降功能正常等。这些功能活动的正常与否，都与"神"密切相关。同时，形体之"神"也是中医临床诊断和治疗的重要依据之一，对保障儿童的健康具有重要意义。

精神之"神"：在中医学中，精神之"神"是指人的思维、意识、情感等精神活动。这些精神活动的正常与否，直接关系到人体的健康状况。如思虑过度会损伤心脾；恐惧过度会损伤肾气；愤怒过度会损伤肝气等。因此，保持精神之"神"的平和稳定，是维持人体健康的重要因素之一。

对于小儿来说，"神"的概念更为重要。因为小儿处于生长发育的关键期，生理和心理都处于快速发展的阶段，因此更需要注重保护和培养小儿的"神"。《内经》有"天之在我者德也，地之在我者气也，德流气薄而生者也"的论述，强调了"德"和"气"对生命的重要性。这里的"德"可以理解为"神"，即生命活动的外在体现。而"气"则可以理解为脏腑功能、气血津液运行等内在因素。因此，小儿的"神"不仅包括了生理活动、心理活动的主宰，还体现了小儿的生命活力和精神状态。在中医理论中，小儿的生命活力主要表现在生长发育、气血津液运行以及脏腑功能协调等方面。如果小儿的"神"受到损伤或不足，就会导致生长发育迟缓、气血津液运行不畅、脏腑功能失调等问题。小儿的喜怒哀乐、思维意识等心理活动都与"神"密切相关。如果小儿的"神"受到过度刺激或损伤，就会导致情绪不稳定、思维迟钝等问题。

通过深入探讨中医学中"神"的概念、作用，我们可以更好地理解中医学的理论和实践，为维护小儿健康提供有益的指导。同时，我们也可以看到，"神"的养护对于小儿身体健康具有重要意义。通过保持规律的生活作息、适当的运动和锻炼、调节情志活动、饮食调理等方法可以有效地维护"神"的状态，促进小儿的健康和幸福。家长应该注重保护和培养小儿的"神"，以保证其健康成长和全面发展。

二、宁心安神的食材

酸枣仁、茯苓、莲子等药物也具有宁心安神的功效，具体可见第二章第四节与第二章第一节，此处不再赘述。

（一）百合

百合，味甘，性微寒，归肺、心经，有养阴润肺、清心安神的功效，主治阴虚燥咳，劳嗽咳血，阴虚有热而导致的小儿失眠心悸及百合病心肺阴虚内热证。

【古籍溯源】

《日华子本草》《本草纲目拾遗》等古籍载百合具有安心定胆，益志的功效，常用于治疗小儿阴虚失眠等。

【现代研究】

（1）百合水提液对实验动物有止咳、祛痰作用，可对抗组胺引起的蟾蜍哮喘。

（2）百合水提液还有强壮、镇静、抗过敏作用。

（3）百合水煎醇沉液有耐缺氧作用，还可防止环磷酰胺所致白细胞减少症。

（二）茯神

茯神，味甘、淡，性平，归心、脾经，有宁心、安神、利水的功效，主治小儿心神不宁引起的心虚惊悸，怔忡，健忘，失眠，惊痫，小便不利等症。

【古籍溯源】

《本草纲目》《本草经疏》《药品化义》等古籍记载茯神具有宁心安神之功效，并认为茯神对心气虚怯，神不守舍，惊悸怔忡，魂魄恍惚，劳怯健忘等具有良好的疗效。

【现代研究】

（1）茯神及其提取物具有一定的镇静作用。现代药理研究证实，茯神具有镇静安神的作用，可以延长患者的睡眠时间，因此临床常用于治疗失眠。

（2）茯神具有利水消肿的功效。

（3）茯神具有抗肿瘤的作用。研究表明，茯神主要通过多糖以及三萜类成分抑制肿瘤生长，增强机体免疫力。

（4）茯神具有一定的抗抑郁的作用。

（三）远志

远志，味苦、辛，性温，归心、肾，有安神益智、祛痰开窍、消散痈肿的功效，主治小儿心神不宁而致的失眠、多梦、心悸、怔忡、惊狂等症。

【古籍溯源】

《神农本草经》《名医别录》《日华子本草》《药性论》等古籍载远志具有安神益智，祛痰开窍，消散痈肿的功效，主咳逆伤中，补不足，除邪气，利九窍，定心气，止惊悸，常用于治疗角弓反张，惊搐，口吐痰涎，手足战摇等。

【现代研究】

（1）对中枢神经系统的影响：远志有镇静、催眠及抗惊厥作用。

（2）抑菌作用：远志体外对革兰氏阳性菌、痢疾杆菌、伤寒杆菌及人型结核分枝杆菌均有明显抑制作用。

此外，远志有祛痰、镇咳、降血压、兴奋子宫、抗衰老、抗突变、抗癌等作用。

（四）柏子仁

柏子仁，味甘，性平，归心、肾、大肠经，有养心安神、润肠通便的功效,主治小儿心悸失眠、肠燥便秘等症。

【古籍溯源】

《证类本草》《神农本草经》《本草纲目》等古籍载柏子仁具有养心安神,益智宁神,润肠通便的功效,主小儿惊痫,除风湿痹。

【现代研究】

(1)柏子仁单方注射液可使猫的慢波睡眠深睡期明显延长,并具有显著的恢复体力作用。

(2)柏子仁水提取物具有显著的抗抑郁作用。

(3)柏子仁苷对阿尔茨海默病具有一定的改善作用。

(五)浮小麦

浮小麦,味甘平,性凉,归心经,有养血安神的作用,主治小儿失眠、惊悸、烦躁、自汗,盗汗,阴虚发热等症。

【古籍溯源】

《本草从新》《本草纲目》载浮小麦有养血安神的作用,主益气除热,止自汗盗汗,骨蒸劳热,妇人劳热。

【现代研究】

(1)对心血管系统的影响:浮小麦具有降血脂作用。

(2)对消化系统的影响:浮小麦具有保护肝脏作用。

(六)首乌藤

首乌藤,又叫夜交藤,味甘、微苦,性平,归心、肝经,具有养心安神、祛风通络之功效,用于心神不宁导致的小儿失眠,多梦,血虚身痛,肌肤麻木,风疹瘙痒等症。

【古籍溯源】

《本草纲目》《本草再新》等古籍记载首乌藤具有养心安神、祛风通络的作用,可用于风疮疥癣作痒,可补中气,行经络。

【现代研究】

(1)首乌藤及其提取物具有镇静催眠作用。

(2)首乌藤醇提物具有较好的降脂作用。

(3)首乌藤对慢性炎症作用显著,对金黄色葡萄球菌、大肠埃希菌、肺炎链球菌、流感嗜血杆菌、普通变形菌均有抑制作用。

(4)首乌藤具有一定的抗氧化作用。

(七)合欢皮

合欢皮,味甘,性平,归心、肝、肺经,具有解郁安神、活血消肿的功效,主要用于小儿心神不宁,忿怒忧郁,烦躁失眠等症。

【古籍溯源】

《本草汇言》《本草求真》《本草衍义补遗》等古籍记载合欢皮甘温平补,主和缓心气,可长肌肉、续筋骨,常用于小儿心神不宁等。

【现代研究】

(1)对中枢神经系统的影响:合欢皮能延长戊巴比妥

钠睡眠时间。

（2）对生殖系统的影响：合欢皮能增强妊娠子宫的节律性收缩，并有终止妊娠、抗早孕效应。

（3）其他作用：合欢皮能增强免疫功能，有抗肿瘤作用。

（八）五味子

五味子，味酸、甘，性温，归肺、心、肝经，具有收敛固涩、益气生津、补肾宁心的功效，主治小儿久咳虚喘，心悸，失眠，多梦，自汗，盗汗，久泻不止，津伤口渴等。

【古籍溯源】

《神农本草经》《医林纂要》等古籍记载五味子具有收敛固涩，益气生津的功效，可用于治疗咳逆上气，劳伤羸瘦等。

【现代研究】

（1）五味子对神经系统各级中枢均有兴奋作用，对大脑皮质的兴奋和抑制过程均有影响，使之趋于平衡。

（2）五味子对呼吸系统有兴奋作用，可镇咳和祛痰。

（3）五味子能降低血压。

（4）五味子能利胆，降低血清转氨酶，对肝细胞有保护作用。有与人参相似的适应原样作用，能增强机体对非特异性刺激的防御能力。能增加细胞免疫功能，使脑、肝、脾脏超氧化物歧化酶活性明显增强，故具有提高免疫、抗氧化、抗衰老作用。

（5）五味子对金黄色葡萄球菌、肺炎杆菌、肠道沙门菌、铜绿假单胞菌等均有抑制作用。

（九）灵芝

灵芝，味甘，性平，归心、肺、肝经，有补气安神、止咳平喘的功效，主治小儿心神不宁，失眠，惊悸，咳喘痰多等。

【古籍溯源】

《神农本草经》《本草纲目》等古籍记载灵芝具有补气安神、止咳平喘的功效，主利关节，保神益精，坚筋骨，可治疗耳聋、虚劳。

【现代研究】

（1）灵芝多糖具有免疫调节、降血糖、降血脂、抗氧化、抗衰老及抗肿瘤作用。

（2）灵芝三萜类化合物能净化血液，保护肝功能。

（3）灵芝多种制剂分别具有镇静、抗惊厥、强心、抗心律失常、降血压、镇咳平喘作用。

（4）灵芝还有抗凝血、抑制血小板聚集及抗过敏作用。

（十）合欢花

合欢花，味甘、苦，性平，归心、脾经，有解郁安神、理气开胃、消风明目、活血止痛的功效，主治小儿忧郁失眠，胸闷纳呆等。

【古籍溯源】

《医学入门·本草》《本草便读》《分类草药性》《饮片新参》等古籍记载合欢花可安五脏，利心志，能养血，清心明目，用于治疗小儿忧郁失眠等。

【现代研究】

（1）合欢花及其提取物对中枢神经系统有明显的抑制作用，具体表现为具有较好的镇静催眠作用、抗焦虑作用与抗抑郁作用。

（2）合欢花具有较好的保肝作用。

（3）合欢花总黄酮、多酚及多糖类成分具有较好的抗炎与抗氧化作用。

（4）合欢花还具有胃肠道保护、抗血栓形成以及抗菌作用。

（十一）龙眼

龙眼，味甘，性温，归心、脾经，有补心脾、益气血、安神的功效，主治虚劳，惊悸，怔忡，失眠，健忘，血虚萎黄等。

【古籍溯源】

《神农本草经》《日用本草》《医学衷中参西录》等古籍载龙眼具有益智宁心、养血安神之功效，主安志轻身，开胃益脾，可用于治疗心虚怔忡，夜不成寐，脾虚泄泻或脾虚不能统血致二便下血，肺虚劳嗽，痰中带血等。

【现代研究】

（1）促进智力发育：广东省农业科学院对龙眼进行分离，提取出4组活性成分，发现这几组活性成分主有免疫调节和促进智力发育的功效。

（2）抗癌：研究表明，龙眼肉的水溶液可抑制子宫癌细胞生长，其抑制率高达90%以上。

（3）抗焦虑：龙眼提取物具有明显的抗焦虑活性。

（4）增强免疫：龙眼多糖口服液能使小鼠的胸腺指数升高，小鼠的抗体数明显升高，同时使动物的溶血空斑数明显增加，明显增强小鼠迟发型变态反应，明显增强ND细胞的活性，明显增强细胞的吞噬率及吞噬指数。龙眼肉提取液可增加小鼠碳粒的廓清速率，增加小鼠脾重，增强网状内皮系统活性。

三、改善注意力的药膳指导

（一）芡实粥

配方：芡实50克，大米100克，冰糖适量。

做法：将芡实去壳，洗净，与洗净大米，一起放入锅中，加适量清水煮至粥稠，加入冰糖继续煮至冰糖溶化即可。

功效：宁心安神，益智健脾。

膳食指导：芡实益气健脾，养心安神；大米健脾和中。

两者调治成粥，具有清心安神、健脾的功效，可用于小儿注意力不集中、惊悸等症。但需注意，糖尿病患者不宜加糖。

《遵生八笺》载芡实粥可益精气，强智力，聪耳目。

（二）龙眼肉粥

组成：龙眼肉15克，红枣5枚，粳米100克。

制法：将龙眼肉、红枣洗净后，与粳米同煮成粥即可。

功效：宁心安神，健脾养胃。

膳食指导：龙眼肉具有补益心脾、养血安神的作用，对心脾两虚引起的小儿失眠健忘、注意力不集中等症状有良好疗效。同时，红枣也具有补脾养血的作用，二者合用可以增强疗效。

《养生随笔》载龙眼肉粥可开胃悦脾，养心益智，通神明，安五脏。

（三）核桃猪腰粥

组成：猪腰1枚，核桃25克，粳米100克。

制法：将猪腰洗净，切碎，核桃取仁，二者和粳米入锅中，加入适量的水熬煮成粥即可。

功效：养心益肾，填精生髓。

膳食指导：中医学认为核桃可补益脑髓；猪腰性平，可补肾益智。两者合用，具有填精生髓之功效，适用于小儿髓海不足而致的注意力不集中等。

《养生随笔》载核桃猪腰粥可养心益肾。

（四）枸杞子粥

组成：枸杞子 20 克，粳米 100 克，龙眼肉 15 克。

制法：将上三味洗净，枸杞子、龙眼肉切碎，加入适量清水，共入砂锅中熬煮即可。

功效：养心安神，填精生髓。

膳食指导：枸杞子入肾，补益肾精；龙眼肉入心，益气养精，心肾并补；粳米入脾，益气健脾。三药合用，先后天并补，可用于肾精不足、心血不足而致的小儿注意力不集中，失眠，惊悸不安等症。

《老老恒言》载枸杞子粥可补精血，益肾气；兼解渴除风，明目安神。

（五）山药枸杞粥

组成：山药 300 克，枸杞子 10 克，粳米 100 克。

制法：将上三味洗净，共入砂锅中，加入适量清水熬煮成粥即可。

功效：益肾健脾，补血益智。

膳食指导：山药平补三焦，益气健脾，后天之本得补；枸杞子补益肝肾精血，先天之本得充；粳米安中护胃。三味合用，先后天同补，适用于脾肾亏虚、运化无权而导致的小儿精血不足，症见多动、注意力不集中、纳差、眠差等。

《中华食疗大全》载山药枸杞粥可补血安神,益智健脾。

(六)灵芝猪心汤

组成:灵芝20克,猪心1枚。

制法:将猪心、灵芝洗净切碎,加入适量清水入砂锅中熬煮即可。

功效:益气健脾,养心益智。

膳食指导:猪心为血肉有情之品,可养心益精;灵芝补气养心。二味合用,可治疗因心血亏虚而导致的小儿注意力不集中、失眠、惊悸不安、多动等。

《百病食疗大全》载灵芝猪心汤可益气健脾,养心益智。

(七)黑豆核桃粥

组成:黑豆50克,核桃仁50克,粳米100克。

制法:黑豆、核桃仁、粳米洗净。黑豆炒熟后磨成粉,核桃仁捣碎,同粳米入于砂锅中加入适量水熬煮成粥即可。

功效:补肾益精,益智安神。

膳食指导:黑豆、核桃都具有补肾益精、益智安神的功效;粳米可以养胃健脾。三味合用,可以改善小儿脾肾亏虚引起的注意力不集中。

（八）百合生地鸡蛋羹

组成：百合 10 克，生地黄 10 克，鸡蛋 1 枚。

制法：百合、生地黄洗净入于砂锅煎煮 20 分钟后，去药渣，取汤液，勾芡后倒入鸡蛋液，搅匀即可。

功效：养心安神，滋阴润燥。

膳食指导：百合宁心健脾，生地黄滋阴养血，鸡蛋补虚益气。诸味合用，可养心血，滋心阴，适用于小儿心血不足而致的失眠、注意力不集中、学习能力下降、多动不安等症。

第三章

儿童食疗药膳

第一节　食欲缺乏怎么办

一、病因病机

食欲缺乏是指较长时期出现进食的欲望降低、食量减少、见食不贪等表现,严重者可出现拒绝饮食,是小儿的一种常见病和多发病。其中完全不思进食称厌食。中医古代文献中无小儿厌食的病名,多将其视为并发症,或归入"脾胃病""积滞""阳明病"等疾病条目下,直至宋代才开始单列与厌食类似的症状或证名记载,如"不思食""不嗜食""不饥不纳""恶食"等,表现与本病相似。在古代医籍中可见相关记载有《灵枢·脉度》提到的"脾气通于口,脾和则能知五谷矣"以及《类经》中提到:"脾胃热而胃脘寒……不欲食"。这是对本病的早期认识。明代孙一奎《赤水玄珠》云:"脾胃之气未复……以故不思食。"宋代钱乙《小儿药证直诀》曰："脾胃不和，不能乳食，致肌瘦，亦因大病。"
明代皇甫中《明医指掌》载："脾不和，则食不化；胃不和，
则不思食。"脾主运化、胃主受纳，脾虚则运化失职、胃虚则
不思饮食。均明确其发病的病位在于脾胃。明代薛铠《保
婴撮要》曰："小儿虽得乳食，水谷之气未全，尤仗胃气。胃
气一虚，则四脏俱失所养矣。"明代万全《万氏家藏育婴秘
诀·伤食证治》言："小儿之病，伤食最多。故乳食停留中焦
不化而成病者，必发热恶食，或噫气作酸，或恶闻食臭，或
欲吐不吐，或吐出酸气，或气短痞闷，或腹痛啼哭。此皆伤
食也。"由此可见，食欲缺乏作为儿科常见消化系疾病，备
受古代医者的重视。

　　随着当前社会经济发展以及人们生活水平提高，家
长对孩子的过度溺爱，片面进食高热量的滋补类食物超出
小孩的耐受范围，易导致小儿脾胃功能受损；另一方面放
纵孩子的进食喜好，饮食习惯不规律、不节制等同样会导
致小儿厌食症的产生。一项评估中国 1～6 岁儿童膳食营
养的临床调查研究显示，儿童群体普遍存在膳食结构不
合理的问题，不同月龄儿童均存在蔬菜、水果、蛋类奶类
及其制品和大豆及其制品的摄入不足，不同月龄儿童在
蛋白质、铁、磷、维生素 C 和维生素 E 的摄入方面均较为
合理，而其对糖类、钙、镁、维生素 A、维生素 B 的摄入量
均偏低。近年来相关流行病学调查研究显示，婴儿和学
龄前儿童厌食症的发病率达 12%～34%，且发病率逐年升
高，目前已成为儿童的主要摄食问题之一。其中，城市儿

童发病率高于农村，独生子女家庭多发。另有对地区厌食症患儿流行病学调查显示，厌食症患儿体重和身高均低于同龄健康儿童，其与婴幼儿时期为单纯的母乳喂养、添加辅食时间晚而对食物的感兴趣程度不足、不良饮食习惯、不合群、对家人依赖性高、对儿童溺爱等情况有关。本病可发生于任何季节，但夏季暑湿当令之时，可使症状加重。患儿除食欲缺乏外，一般无其他明显不适，预后良好。但长期不愈者，气血生化乏源，抗病能力低下，从而出现营养不良、贫血等症状。患儿也易出现反复的呼吸道感染症状，对正常生长发育有很大的危害，严重者可转为疳证。

小儿生机蓬勃，发育迅速，但脏腑娇嫩，脾常不足。病因可归结为饮食不节，喂养不当，乳食积滞；或久病失治误治，损伤脾胃；或胎禀怯弱，元气不足，后天失调。此外，情志失调、肝气不舒也是引起该病的原因之一。食欲缺乏小儿先天胎禀不足，脾胃薄弱，出生后往往表现出不欲吮乳，若后天又失于调养，则脾胃怯弱，长期乳食难以增进。另外，小儿有脾常不足的生理特点，后天因素较容易影响小儿脾胃的纳运功能。通过后期合理调养，以后天养先天，能及时补救先天之弊，逐步达到健康同龄儿童水准。

食欲缺乏病变脏腑主要在脾胃。各种原因造成脾运失健，胃纳失司，是出现食欲缺乏的基本病机。脾为后天之本，主运化，生气血，胃主受纳、腐熟水谷。脾与胃互为表里,脾喜燥则阳健而能运,胃喜润则阴足而能纳。小儿脏腑娇嫩而胃气素薄,且生长发育之营养皆赖于脾胃。《脾胃论·饮食伤脾论》曰:"夫脾者行胃津液,磨胃中之谷,主五味也。胃既伤,则饮食不化,口不知味,四肢困倦,心腹痞满,兀兀欲吐而恶食,或为飧泄,或为肠澼,此胃伤脾亦伤明矣。"《成方切用》言:"脾虚不运则气不流行,气不流行则停滞而为积,或作泻痢,或成癥痞,以致饮食减少。"小儿先天脏气不充,当肆食肥甘、饮食不节时,脾运失职,清气不升,影响胃的受纳与和降;胃失和降,影响脾的升清运化,以致中州枢机运化失司,脾胃受纳、腐熟、运化、传输失常,则出现食欲缺乏。日久机体消化吸收功能失常,导致水谷在体内停滞,产生湿、痰、饮等病理产物,则可见食欲缺乏、形体瘦弱,神倦,面色萎白或萎黄,寐时多汗,大便易溏,常夹有未消化残渣或奶瓣,舌淡胖嫩、苔薄或薄腻,脉细等临床表现。故其发病以脾虚为先导,多呈现为脾胃气虚的特点。此外,有学者指出,湿邪是诱发小儿厌食的重要病理因素之一。湿有内外之分,外湿可因淋雨下水、冒受雾露、居处潮湿、适逢长夏之季等而成;内湿可因脾失健运,或多食油腻、嗜食生冷而生。饮食不知节制,嗜食肥甘厚味,或过食生冷,久则生内湿,水谷湿浊不化,困于脾胃,伤于脾胃之阳,致脾失健运,影响脾胃气之升降。脾胃负担过重日久,不足之脾气愈加受损,运化失司,食积于胃,化生内热,热灼胃阴,虚者更虚,终致气阴两虚。

肺与脾关系密切,主要体现在气的生成与水液代谢。脾主运化水液,肺主通调水道。《温病条辨·解儿难》所言:"小儿脏腑薄,藩篱疏,易于传变;肌肤嫩,神气怯,易于感触。"若肺主气功能失调,不能推动气机运行,则脾气运行不畅,故出现厌食。小儿厌食致使气血生化之源不足,无以充养五脏。脾属土,肺属金,土不生金,可致肺气虚,故厌食患儿常易感冒,甚至合并反复呼吸道感染,体现出中医五行学说中的母病及子。

肝主疏泄,调畅气机。肝的疏泄功能正常,肝气调达,能够疏利胆汁,脾土得肝木而达,从而促进脾胃运化。《素问·宝命全形论》载"土得木而达",即土得木之疏泄才能调达,健运不息。小儿具有"三不足、二有余"的生理特点。肝气过旺、升发太过,肝疏泄功能失常,导致气机郁滞,肝气乘脾犯胃,肝胃不和,使脾气不得升清,胃气不得下降,最终致水谷不化,生化乏源。肝常有余,邪易化热,中焦热邪引动肝风,肝火内生,最后导致厌食。

另一方面,中医认为脾为后天之本,肾为先天之本,先天生后天,后天养先天,二者相辅相成,相互滋生,病理上也相互影响。脾运化水湿,而肾主水液。两者结合起来完成水液代谢。脾运化水湿,需要依赖肾阳的温煦。除此之外,在水谷精微的化生方面,强调肾阳对脾阳的温煦作用,以保证脾运化水谷精微正常完成。

二、辨证分型

（一）脾运失健证

脾运失健证表现为食欲缺乏，厌恶进食甚至拒食，食而乏味，食量减少，多食后脘腹作胀，易于泛恶、呕吐，时有流涎，口臭，面色少华，形体尚可，精神如常，大便或干或稀，舌淡红，苔薄白或薄腻，脉细。治以调脾开胃，方以理气药、消食药为主，如苍术、白术、佩兰、陈皮、炙鸡内金、枳实、槟榔、莱菔子、焦山楂、焦神曲、炒麦芽等。

（二）脾胃气虚证

脾胃气虚证表现为不思饮食，食而不化，大便偏稀夹有不消化食物，食量减少，形体偏瘦，面色淡白或萎黄，神疲倦怠，少气懒言，唇色淡，口淡乏味，舌质淡，舌苔薄白，脉缓。治以益气健脾，方以化湿药、补气药、理气药为主，如太子参、茯苓、白术、陈皮、砂仁、怀山药、焦神曲、焦山楂、炒谷芽、炒麦芽等。

（三）肝脾不和证

肝脾不和证表现为食欲缺乏，厌恶进食，形体偏瘦，两胁胀满，平素烦躁易怒，夜寐欠安，兴奋躁动，口苦反酸，嗳气呃逆，大便失调，舌红，苔薄黄，脉细弦。治以健脾平肝，药以党参、茯苓、白术、白芍、枳实、酸枣仁等。

（四）脾胃阴虚证

脾胃阴虚证表现为厌恶进食，不主动进食，食量少，大便干，小便短黄，烦躁少寐，手足心热，舌红少津，苔少或花剥，脉细数。治以养胃助运，药以麦冬、沙参、玉竹、石斛等。

三、增进食欲的膳食指导

专业的膳食养护以及合理的运动，在一定程度上对小儿厌食症具有缓解作用。科学的膳食营养指导是预防小儿厌食症的重要方式。具体有以下优势：①膳食指导有助于确保小儿获得各类营养物质，包括蛋白质、糖类、脂肪、维生素和矿物质，从而维持身体正常生长和发育所需的能量和营养。②通过合理健康的膳食指导可以帮助家长培养小儿良好的饮食习惯，包括定时进餐、慢咀嚼食物、多样化饮食等，从而促进小儿食欲和吸收养分。③通过与家长沟通，了解小儿的喜好和厌恶，制订符合其口味的膳食计划，有助于建立积极的家庭膳食环境，提高小儿对饮食的兴趣。④膳食指导不仅有助于缓解小儿的厌食情况，还能通过监测生长发育情况，确保小儿得到足够的营养，预防发育不良和营养不良。

3～6岁的幼儿处于生长发育的旺盛时期，每天必须从膳食中获得充足的营养物质，才能满足其生长发育和生活活动的需要。中国营养学会发布的《中国婴幼儿膳食指南（2022）》提出以下几个准则：①继续母乳喂养，满6月龄起必须添加辅食，从富含铁的泥糊状食物开始；②及时引入多样化食物，重视动物性食物的添加；③尽量少加糖盐，油脂适当，保持食物原味；④提倡回应式喂养，鼓励不强迫进食；⑤注重饮食卫生和进食安全；⑥定期监测体格指标，追求健康生长。另外，部分小儿缺乏身体锻炼的意识。事实上，适度而科学的身体锻炼不仅可以增强小儿的免疫力，还可以加速体内的新陈代谢速度，加速小儿体内的能量消耗，对小儿食欲的增加有一定的促进作用。

除此之外，一些药材、食材能够调理小儿食欲缺乏症状，具体论述如下。

人参、黍米等也具有健脾益胃的功效，前文第二章第一节已予以介绍，此处不再赘述。

（一）鹑

鹑，味甘，性平，有补五脏、益中续气、实筋骨、耐寒暑、消结热的功效，主要用于治疗泻痢、疳积、湿痹等。

【古籍溯源】

《本草衍义》《本经逢原》等古籍记载鹑具有补五脏，益中续气，实筋骨等功效，可治疗小儿患疳及下痢五色等病证。

【现代研究】

鹌肉和鹌蛋含有丰富的蛋白质和维生素,且维生素 B$_2$ 和铁的含量普遍高于其他禽类动物。鹌蛋中富含多种矿物质,有"动物人参"的美称,是极好的营养补品。

(二)水芹

水芹,味辛、甘,性凉,归肺、肝、膀胱经,有清热解毒、利水消肿、清肠通便、止咳润肺的功效,主治暴热烦渴,水肿,瘰疬,疟腮等。

【古籍溯源】

《本草纲目》等古籍载水芹具有清热解毒的功效,可用于止小儿吐泻。

【现代研究】

水芹含酚类、黄酮类、糖类、生物碱等多种活性物质,其药理作用如下。

(1)提高免疫能力:实验研究表明,水芹总酚酸能够显著提高正常小鼠血清溶血素水平及炎症因子 IL-2 表达水平,促进 ConA 诱导的 T 淋巴细胞增殖,提高正常小鼠外周血碳粒廓清指数,提高免疫功能。

(2)保护心肌功能:水芹乙酸乙酯提取物能够增加缺血再灌注损伤大鼠心肌组织中谷胱甘肽过氧化物酶的活力,降低心肌线粒体 Ca^{2+} 的含量,增加心肌细胞膜 Na$^+$-K$^+$-ATP 酶和 Mg^{2+}-ATP 酶的活力,保护心肌缺血再灌注损伤。

（三）大蒜

大蒜，味辛，性温，归脾、胃、肺、大肠经，有行滞气、暖脾胃、消癥积、解毒、杀虫的功效，主治饮食积滞，脘腹冷痛，水肿胀满，泄泻，痢疾等。

【古籍溯源】

《本草纲目》载大蒜温中健脾，可用于治疗噤口痢及小儿痢。

【现代研究】

大蒜中含有以蒜氨酸、大蒜素、大蒜烯为代表的有机硫类化合物、多糖、蛋白质等多种活性物质，其药理作用如下。

（1）抑菌作用：大蒜素对白念珠菌、红色毛癣菌、杂色曲霉菌、申克氏孢子丝菌等具有显著抑制及杀灭作用。此外，多重耐药菌对大蒜素同样具有敏感性，其作用机制可能与菌体竞争性抑制、破坏微生物结构、增加膜通透性、抑制微生物蛋白质有关。

（2）降血脂：大蒜中的硫化物能够调控关节酶的活化，抑制脂肪酸合成，显著降低血液中的总胆固醇、三酰甘油和低密度脂蛋白水平，升高超氧化物歧化酶活性和高密度脂蛋白水平。

（3）降血压：大蒜素能够与谷胱甘肽发生反应以扩张血管平滑肌，抑制血管紧张素转化酶，从而抑制心脏及动脉平滑肌细胞增殖；还可通过调控 K^+ 通道开放与否，从而起到抗高血压的作用。

（四）毛豆

毛豆，味甘，性平，有活血止痛、清热解毒、活血化瘀的功效，主治脾胃虚弱，小儿疳积。

【古籍溯源】

《滇南本草》等古籍载毛豆具有开胃健脾之功效，可治脾胃虚弱、小儿疳积等病证。

【现代研究】

（1）毛豆中所含卵磷脂有助于改善大脑的记忆力和智力水平。

（2）毛豆所含的铁成分可作为儿童补充铁的主要食物来源之一。

（3）毛豆所含的大豆异黄酮能发挥雌激素/抗雌激素、抗氧化、调控血糖血脂水平、抑制细胞增殖等作用。

（五）鲫鱼

鲫鱼，味甘，性平，归胃、大肠经，有和中补虚、温胃进食的功效，主治脾胃虚弱，纳少无力，痢疾，便血等。

【古籍溯源】

《随园食单》记载鲫鱼可温中补虚，利小儿食。

【现代研究】

鲫鱼是一种富含营养的食物，含有大量的蛋白质、脂肪、钙、磷、铁等物质。有研究表明，鲫鱼中含优质蛋白和较高不饱和脂肪酸,可增加抵抗力、增强体质、预防动脉粥样硬化。

（六）黑大豆

黑大豆,味甘,性平,归脾、肾经,有活血利水、祛风解毒的功效,主治水肿胀满,风毒脚气,黄疸浮肿,风痹筋挛等。

【古籍溯源】

《随息居饮食谱》记载,黑大豆甘平,可健脾祛湿,常用于治疗小儿脾虚湿困导致的食少纳呆等病证。

【现代研究】

（1）保肝作用:实验研究表明,黑大豆花色苷可以有效降低酒精性肝损伤小鼠血清中谷草转氨酶的活性,并且降低谷丙转氨酶活性,具有护肝的功能。

（2）抗氧化:黑大豆中花色苷、黑豆色素、黑豆多糖具有提高超氧化物歧化酶和过氧化氢酶活性,降低丙二醛和乳酸含量,提高总抗氧化能力。

（七）豆豉

豆豉,味苦、辛,性平,归肺、胃、心、膀胱、小肠、三焦经,有解表、除烦、宣郁、解毒的功效,主治伤寒热病,寒热,头痛,烦躁,胸闷等。

【古籍溯源】

《太平圣惠方》《本草汇言》《本草纲目》等古籍中均记

载豆豉可解表除烦,用于治疗小儿胎毒等。

【现代研究】

(1)降血压:实验研究表明,豆豉内具有能够抑制血管紧张素转换酶活性的有效成分,具有一定程度降血压的作用机制。

(2)抗氧化:豆豉中大豆异黄酮具有清除自由基活性、还原活性和亚铁离子螯合能力,同时能够降低脂质过氧化,增加超氧化物歧化酶活性,减少氧化应激损伤,提高总抗氧化能力。

(3)降糖降脂:豆豉内所含的大豆苷元能够促进脂肪细胞分化、改善胰岛素敏感性和胰岛素抵抗程度,降低血清血脂及胆固醇水平。

(4)护胃:大豆中的皂苷活性成分可以有效预防内脏损伤的发生。机体产生胃损伤后通常会出现炎症现象,而大豆蛋白和大豆多肽能显著抑制胃肠黏膜炎症反应,减缓胃损伤。

(八)人参粥方

组成:人参6克,茯苓3克,粟米30克,麦冬20克。

制法:将人参、茯苓、麦冬研磨至粉末,与粟米一起放入砂锅内,加适量的清水煮至烂熟即成。每日服1次,可连服5~7天即可。

功效:益气健脾和胃。

膳食指导:人参补益胃气而滋生津液;茯苓健脾益

气；麦冬清肺胃虚热，并滋肺胃之阴；粟米益脾胃，养肾气。四者一起熬粥，可以健脾止泻，且能维持基本营养需求。

《太平圣惠方》载人参粥方可用于疗治小儿冷伤脾胃，呕逆，腹泻，惊痫等病证。

（九）牛乳饮

组成：牛乳 50 毫升，生姜汁 50 毫升。

制法：提前将生姜剁碎，用纱布把姜末包起来，挤出姜汁，放于碗中备用。取牛奶和生姜汁各 50 毫升，放在一起小火煎至 50 毫升，分三四次服用完毕即可。

功效：降逆除呃。

膳食指导：牛乳性平味甘，功能补虚损，益五脏；生姜性温味辛，具有发汗解表、温中止呕的作用。该药膳在加热时不用煮开，否则会损失营养，加热到 70℃左右即可。若自觉辛辣可稍加些许白糖。牛乳饮主要针对婴幼儿呃逆不止的症状使用，可增加胃酸，促进消化液分泌，增加食欲。其剂量可根据小儿的年龄、体质等情况进行适当调整。

《圣济总录》《寿亲养老新书》《安老怀幼书》等古籍均载牛乳饮可治小儿哕。

（十）助胃膏

组成：人参 6 克，白术 6 克，茯苓 6 克，甘草 3 克，木香

6克,山药30克,白扁豆7个,肉豆蔻2个,砂仁6克。

制法:将上述原料磨为粉末,先与蜂蜜调和,再与粳米或白米一起加入砂锅中,加适量清水煮沸,再用小火煮至烂熟即可。

功效:健脾胃,补肺气,益肾精。

膳食指导:以香砂六君子汤为底,白术甘苦,主健脾益气;茯苓甘淡,主利水渗湿;人参补元生津;木香、砂仁之辛温可行气化湿,助脾气健运而祛湿外出。虽为膏名,实为蜜和药末,因未赋成丸形而名膏。与白米一起熬粥,服用时以温热为佳,可以健脾止泻,且能维持基本营养需求。

《医学入门》记载,助胃膏可治小儿吐泻,调和脾胃,使其能进饮食。

第二节　食积了怎么吃

一、病因病机

积滞是小儿内伤乳食,停聚中焦,积而不化,停积胃肠,气滞不行所形成的一种常见的胃肠疾病。临床上以不思乳食,食而不化,脘腹胀满或疼痛,嗳气酸腐或呕吐,大便酸臭溏薄或秘结为临床特征。同时,随着病情进一步发展可能出现一些合并症,如食积咳嗽、哮喘、扁桃体肥大等，不仅影响患儿身体健康，也降低其生活质量。中医学将积滞归于"伤食""食积""食不消""宿食""积聚"等范畴。关于本病的记载可追溯至《黄帝内经》，其中《灵枢·百病始生》言："积之始生，得寒乃生，厥乃成积也。"《难经·五十五难》将"积"划分为"五积"。《诸病源候论》对"宿食不消候""伤饱候"有较详细的记载，对其病理变化亦作细致分析，为中医认识治疗本病提供了理论参考。《金匮要略》有关于"宿食"的记述。《小儿药证直诀》记载的"食不消"一证，与当今积滞病状相仿。《医宗金鉴·幼科心法》提道："乳贵有时，食贵有节，可免积滞之患。若父母过爱，乳食无度，则宿滞不消而疾成矣。"宋代《幼幼新书》出现"积聚"一词，《济生方》载："积者伤滞也，伤滞之久，停留不化，则成积矣。"明代《婴童百问》首次将本病命名"积滞"，并将其细分为"气积""乳积"和"食积"。清代《医宗金鉴》提出"积滞门"，并结合医家临床经验，将本病分类两型，分别为"乳滞"和"食滞"。后"积滞"一名沿用至今。

小儿各年龄段均可发病，但以 1～7 岁最为多见。禀赋不足，脾胃素虚，人工喂养及病后失调者更易患病。本病可单独出现，亦可兼夹出现于感冒、肺炎、泄泻等病程中。本病一般预后良好，少数患儿可因积滞日久，迁延失治，进一步损伤脾胃，导致气血生化乏源，营养及生长发育障碍，转化为疳证。二者有接续关系，有时合称疳积，故前人有"积为疳之母，无积不成疳"之说。

积滞的主要病因为喂养不当、乳食不节，损伤脾胃，致脾胃运化功能失调，或脾胃虚弱，腐熟运化不及，乳食停滞不化。病位在脾胃，基本病机为乳食停聚不消，积而不化，气滞不行。病属实证，但若患儿素体脾气虚弱，可呈虚实夹杂证。可根据疾病伴随症状以及病程长短以辨别其虚、实、寒、热。初病多实，积久则虚实夹杂，或实多虚少，或实少虚多。由脾胃虚弱所致者，初起即表现虚实夹杂证候。若素体阴盛，喜食肥甘辛辣之品，致不思乳食，脘腹胀满或疼痛，面赤唇红，烦躁易怒，口气臭秽，呕吐酸腐，大便秘结，舌红苔黄厚腻，此系实热证。若素体阳虚，贪食生冷，或过用寒凉药物，致脘腹胀满，面白唇淡，四肢欠温，朝食暮吐，或暮食朝吐，吐物酸腥，大便稀薄，小便清长，舌淡苔白腻，此系虚寒证。若素体脾虚，腐熟运化不及，乳食停留不消，日久形成积滞者，为虚中夹实证。

二、辨证分型

（一）乳食内积证

乳食内积证主要表现为腹胀纳呆，或呕吐酸腐，神疲面黄，夜卧不宁，大便不爽，酸臭秽，舌红，苔白垢腻，脉弦滑。以消乳化食、和中导滞为基本治疗原则，乳积者方拟消乳丸加减，食积者方拟保和丸加减。

（二）食积化热证

食积化热证主要表现为不思乳食，脘腹胀满，腹部灼热，恶心呕吐或腹泻，口臭，舌苔腻，烦躁不安，夜卧不宁，大便臭秽，小便短黄，手足心热，舌红苔黄腻，脉滑数。以清热导滞，消积合中为治疗原则，方拟枳实导滞丸加减。

（三）脾虚夹积证

脾虚夹积证主要表现为面色萎黄，形体消瘦，神疲肢倦，不思乳食，食则饱胀，腹满喜按，大便稀溏酸腥，夹有乳片或不消化食物残渣，舌质淡、苔白腻，脉沉细而滑。以健脾助运、消食化滞为治疗原则，方拟健脾丸加减。

三、健脾消食的膳食指导

小儿食积的膳食指导，可以从以下几个方面考虑：第一，婴幼儿应提倡母乳喂养。母乳含有婴儿所需要的丰富营养，是乳制品不可替代的优质乳，不仅促进消化，而且有利于提高自身免疫力与抵抗力，保障婴幼儿的健康成长。第二，按照月龄大小和实际需要，循序渐进合理添加辅食，按照从量少到多、单一到多种、由粗到细、由软到硬的原则，帮助小儿进行食物品种转移和适应，使以乳类为主食的婴儿过渡到以谷类为主食的幼儿。第三，合理安排膳食结构，注意调配其饮食。饮食宜清淡，忌食油腻、煎炸、辛辣之品，顾护脾胃，不强迫多食。第四，鼓励摄入富含膳食纤维的食物，如水果、蔬菜、全谷类食物，控制糖分摄入，确保小儿充分饮水。水分有助于保持粪便柔软，减轻排便时的不适感。第五，培养良好的饮食习惯，尽量使小儿参与家庭进餐。允许孩子挑选自己喜爱的食物，培养饮食兴趣。鼓励孩子动手吃饭，引导其学会用勺子、筷子。鼓励小儿进行适量而频繁的分餐，避免大量进食，以减轻胃肠系统的负担，有助于更好地消化和吸收。第六，适度运动，有助于促进肠道蠕动，提高新陈代谢，对缓解食积问题有积极作用。第七，专业健康营养咨询。针对小儿的具体情况，咨询专业医生或营养师，合理调整膳食，确保符合小儿的实际需求。

除此之外，一些中药能够发挥调理小儿食积的作用，具体论述如下。

前文已介绍过的山楂等药物也可用于小儿食积，具体可见第二章第一节，此处不再赘述。

（一）小麦曲

小麦曲，味甘，性温，归大肠经，有消谷止痢、调中下气、补虚散寒的功效，主治小儿痫，可消食滞。

【古籍溯源】

《新修本草》《证类本草》等古籍载小麦曲可止痢平胃，常用于治疗小儿痫，可消食滞。

【现代研究】

小麦含有丰富的糖类、蛋白质、氨基酸、脂肪油等，并富含维生素 E、硫胺素、核黄素、钙、镁、锌及不饱和脂肪酸等。

（1）增强记忆：小麦胚芽可增加细胞活力，改善人体脑细胞功能，从而增强记忆、抗衰老。

（2）保护胃黏膜：实验研究表明，小麦对双歧杆菌、类杆菌水平的升高具有明显促进作用，可以降低肠杆菌、肠球菌的数量，通过调节肠道菌群数量以及氧化应激水平，调控回肠平滑肌的收缩和小肠推进作用，从而起到保护胃肠黏膜作用。

（3）促进免疫功能：细胞水平实验证实，麦曲甲醇类、多糖类成分可促进巨噬细胞的增殖、吞噬及分泌 TNF-α 的功能，进而促进了机体整体的免疫功能。

（二）肉豆蔻

肉豆蔻，味辛，性温，归脾、胃、大肠经，有温中行气、涩肠止泻的功效，主治心腹胀痛，虚泻冷痢，呕吐，宿食不消等。

【古籍溯源】

《证类本草》《汤液本草》《本草蒙筌》《本草纲目》《本草备要》等古籍记载肉豆蔻味辛温，主鬼气，温中，治积冷、心腹胀痛、霍乱中恶、呕沫冷气，常用于治疗小儿伤乳、霍乱等病证。肉豆蔻为小儿伤乳、吐逆泄泻之要药。

【现代研究】

肉豆蔻含有挥发油、苯丙素类、木脂素类、二芳基烷烃类、黄酮类等多种有效成分。其药理学作用具体如下。

（1）保护心血管：基础实验研究表明，肉豆蔻内有效成分能够抑制细胞异常凋亡，保护心肌缺血再灌注损伤。

（2）抗菌：肉豆蔻挥发油能够显著抑制金黄色葡萄球菌、大肠埃希菌、枯草杆菌、酿酒酵母菌和黄曲霉的生长与增殖，而且对肿胀、热痛起到一定的缓解作用，改善疼痛。

（3）保肝护肠：肉豆蔻水提物和苯丙素类成分可阻断乙酰胆碱受体和组胺受体松弛的离体回肠，缓解肠痉挛，降低炎症水平，从而改善放射性肠炎的肠黏膜损伤。此外，肉豆蔻木脂素可减少体内外脂肪酸合成，改善肝损伤。

（4）止泻：肉豆蔻的原油悬浮液和石油醚提取物可分别通过增加肠道张力和抑制回肠收缩发挥止泻作用。

（5）降糖降脂：肉豆蔻醇提物可促进骨骼肌细胞中的葡萄糖转运，上调胰岛素信号通路上胰岛素受体蛋白的表达水平，对调节高血糖、高脂血症起治疗作用。

（6）其他作用：肉豆蔻中所含的安五脂素、甲基丁香酚、丁香酚、肉豆蔻酸等有效成分具有提升记忆力、抗抑郁、抗癫痫、抗炎镇痛、防龋齿、保护男性生育能力等作用。

（三）猪脑

猪脑，味甘，性寒，有补益脑髓、疏风、润泽生肌的功效，主治头风、眩晕等，外用可治冻疮、皲裂。

【古籍溯源】

《随息居饮食谱》载猪脑可治疗小儿食积，可免疳、黄诸病。

【现代研究】

猪脑中含有丰富的蛋白质、脂肪、微量元素等。其中铁有利于血红蛋白的生成，促进体内造血，可以治疗缺铁性贫血。钙和磷有利于骨骼的发育，可以增强体质，防治骨质疏松。猪脑含有的卵磷脂可以增强大脑活力，消除大脑疲劳，增强记忆力，具有补脑的功效；卵磷脂还可以调节血清脂质水平，降低胆固醇水平，保护肝脏。

（四）雀

雀，味甘，性温，归肾、肺、膀胱经，有壮阳益精、暖腰膝、缩小便的功效，主治阳虚羸瘦，阴痿，疝气，小便频数等。

【古籍溯源】

《本草纲目》等古籍载雀可温肾壮阳，可用于治疗小儿乳癖。

【现代研究】

雀肉含有蛋白质、脂肪、胆固醇、糖类、钙、锌、磷、铁等多种营养成分，还富含维生素 B_1、维生素 B_2，能补充机体营养所需。

（五）生姜

生姜，味辛，性微温，归肺、脾、胃经，有解表散寒、温中止呕、化痰止咳的功效，主治风寒感冒，呕吐，痰饮，喘咳，胀满，泄泻等。

【古籍溯源】

《慈幼便览》记载，生姜具有温中健脾的功效，可用于治疗面食腹胀、食菱角腹痛作胀等。

【现代研究】

生姜含有挥发油、姜辣素、二芳基庚烷类成分，以及一些蛋白质、糖类、有机酸和微量元素，主要作用如下。

（1）止吐止泻：生姜汁在预防晕动症、孕吐、术后恶心等方面具有广泛的临床应用价值。此外，生姜中的有效成分可刺激胃黏膜合成和释放内源性胃蛋白酶原以保护胃黏膜因接触有害物质产生的损伤，还可通过兴奋胃肠道平滑肌达到止泻的效果。

（2）抑菌：生姜提取物对青枯菌、根腐病菌、黑曲霉、变形链球菌、革兰氏阴性菌等存在一定程度抑制生长的作用。

（3）降血糖：生姜醇提物可提高糖尿病小鼠体内葡萄

糖利用率,改善胰岛素抵抗性,调节其血糖水平。

（4）保护心脑血管:生姜挥发油、姜酚、粗多糖等能够通过抑制细胞过度凋亡以及改善过度氧化应激,对脑梗死、冠心病、缺血再灌注损伤、卒中等具有良好的疗效。

（5）免疫调节:生姜能够对多种细胞、病毒有较好杀灭效果,降低脾、肺等脏器异常炎症反应,提高机体免疫能力。

（六）大麦

大麦,味甘、咸,性凉,归脾、胃二经,有和胃、宽肠、利水的功效,主治食滞泄泻,小便淋痛,水肿等。

【古籍溯源】

《本草纲目》《本草易读》《食物本草》等古籍载大麦可调中下气、开胃,常用于治疗小儿伤乳、小儿胀烦欲睡、赤白痢、小儿腹坚大如盘等。

【现代研究】

大麦具有非常丰富的营养成分,包括麦黄酮、麦芽酚、麦角类化合物、β-葡聚糖、大麦芽碱、尿囊素等。其主要作用如下。

（1）降血糖:大麦中的大麦多糖、大麦芽多酚提取物能够起到降低血糖的作用,其机制可能与改善肝脏脂肪变性、调节糖耐量、抑制糖分在肠胃中的吸收有关。

（2）抗氧化:大麦黄酮类化合物、多酚类、麦角类化合物具有良好的抗氧化能力。

（3）创口愈合：尿囊素具有促进细胞生长、加快伤口愈合、软化角质层蛋白等功能，是良好的皮肤创伤愈合剂。此外，尿囊素对胃溃疡、十二指肠炎、慢性胃炎、糖尿病、肝硬化等也有较好作用。

（4）提高免疫力：大麦中所含的麦绿素能够改善人体细胞的健康和活力，增强身体素质和机体免疫力。

（七）鸡肝

鸡肝，味甘，性温，归肝、肾经，有补肝肾、明目、消疳、杀虫的功效，主治肝虚目暗，小儿疳积等。

【古籍溯源】

《本经逢原》载鸡肝可治疗小儿疳积、坏眼等。

【现代研究】

鸡肝富含高质量的蛋白质、维生素（尤其是维生素 A、维生素 B_{12}、维生素 D）和矿物质（如铁、锌、硒等）。其富含的铁元素是血红蛋白的组成部分，对于氧气的运输和储存至关重要；硒元素具有抗氧化作用，有助于保护细胞免受氧自由基的损害，从而减缓衰老。维生素 A、维生素 B 对免疫系统及神经系统的正常功能、能量代谢具有重要作用，亦可促进红细胞形成和分化。

（八）郁李仁

郁李仁，味辛、苦、甘，性平，归脾、大肠、小肠经，有润燥滑肠、下气、利水的功效,主治大肠气滞,燥涩不通,小便不利,大腹水肿,四肢浮肿等。

【古籍溯源】

《本草纲目》《众童延龄至宝方》记载郁李仁可润燥滑肠,常用于治疗小儿多热、小儿闭结等。

【现代研究】

郁李仁富含黄酮类、脂肪酸类、氨基酸类、苷类及矿物元素等成分,主要作用具体如下。

(1)润肠作用:郁李仁苷具有促进胃肠蠕动的功效。药理研究表明,其水提物最为显著,脂肪油次之,而醇提物、醚提物及醇提过的水提液都无明显作用。对于便秘的治疗作用以肠燥型便秘的疗效最显著。

(2)止咳平喘作用:郁李仁皂苷、有机酸类在多种葡萄糖苷酶的作用下产生的氢氰酸能够抑制呼吸中枢,起到镇静、止咳、平喘的作用。

(3)其他作用:除此之外,郁李仁中所含的苦杏仁苷具有抗惊厥、扩血管、降血压、抗氧化、抗肿瘤、降血糖等作用。

(九)粳米曲粥

组成:粳米60克,神曲末6克。

制法:先将粳米入锅加适量的清水煮粥,在粳米快熟时将神曲末入锅一起熬煮至烂熟。

功效:消食化滞,理气和胃。

膳食指导：粳米所含人体必需氨基酸比较全面，还含有脂肪、钙、磷、铁及 B 族维生素等多种营养成分，具有极高的营养价值。神曲具有健脾开胃、消食化积的功效。一起熬粥，可以健脾止泻，且能维持基本营养需求。该药膳主要针对婴幼儿脾胃虚弱、消化不良、呃逆、积滞等症状使用。食物的剂量可根据小儿的年龄、体质等情况进行适当调整。

需要注意的是，婴幼儿忌牛奶与米汤同服，痰湿重者禁用粳米。粳米加工过于精细，营养成分会大量损耗，大大降低营养价值，应避免食用过度加工的粳米。另外，粳米的淘洗次数不宜过多、不宜用热水淘洗、忌用手搓，以免造成谷皮与谷膜内的维生素及无机盐损失。

《太平圣惠方》《普济方》均有记载，粳米粥可治脾胃气弱、食不消化、痢下赤白不止，亦主小儿无辜痢等。

（十）山楂饼

组成：山楂 300 克，冰糖 50 克。

制法：将山楂去核，捣碎，加入冰糖搅拌均匀，或晒干或蒸熟，捏成小饼即可。

功效：健脾消食。

膳食指导：山楂可健脾益胃，冰糖甘温入中焦，两者合用可健脾消食。

《本草纲目》记载山楂，九月霜后取带熟者，去核曝干，或蒸熟去皮核，捣作饼子，日干用。

（十一）山楂汁

组成：山楂 200 克，冰糖 50 克，清水 300 克。

制法：将山楂去核，与冰糖放水中熬煮即可。

功效：健脾消食。

膳食指导：山楂可健脾益胃，所含脂肪酸能促进脂肪消化，增加胃消化酶的分泌，且对胃肠功能有一定调整作用。冰糖甘温入中焦，补中益气。两者合用可健脾消食。

《本草纲目》记载，食肉不消，山楂肉四两，水煮食之，并饮其汁。

（十二）麦芽饼

组成：莲子肉 50 克，山药 50 克，麦芽 50 克，神曲 50 克，云茯苓 50 克，白扁豆 50 克，面粉 250 克，冰糖 50 克。

制法：将上述食材和入面粉，烙焦饼食用即可。

功效：养胃健脾。

膳食指导：麦芽、莲子肉、山药、神曲、云茯苓、白扁豆健脾养胃，利湿化痰；面粉入中焦养胃，冰糖甘温入中焦，补中益气。诸药合用，具有较好的健脾养胃的功效。

《本草易读》载，小儿肚大黄瘦，莲子肉、山药、云茯苓、神曲、麦芽、白扁豆，每四两，入面一斤，或入糖水合，烙焦饼用。

第三节 感冒了怎么吃

一、病因病机

感冒是一种常见的急性上呼吸道感染性疾病，多由病毒引起，少数由细菌引起。临床常表现为鼻塞、喷嚏、流涕、发热、咳嗽、头痛等，大部分症状可自行缓解或痊愈。冬春季节以及季节交替时多发。本病起病较急，通常有1～3天的潜伏期，主要表现为鼻部症状，如喷嚏、鼻塞、流清水样鼻涕，也可表现为咳嗽、咽干、咽痒、咽痛或灼热感，甚至鼻后滴漏感。患病2～3天后通常鼻涕变稠，或伴咽痛、流泪、味觉减退、呼吸不畅、声嘶等。在感冒过程中一般无发热及全身症状，有时候会出现低热和不适，有轻度畏寒、头痛。

感冒多因六淫之邪或时行邪气通过口鼻或皮毛侵袭人体。风邪为六淫之首，外感为病，常以风邪为先导。风邪侵袭人体，往往非单独伤人，在不同季节，常随时气而侵入。如冬季多风寒，春季多风热，夏季多暑湿，秋季多兼燥，梅雨季节则夹湿邪等。由于冬春两季发病率高，临床多见风寒、风热两型。肺位于上焦，主呼吸，开窍于鼻，外合皮毛，主司卫外，外邪从皮毛、口鼻而入，肺卫首当其冲，感邪之后，很快出现卫表及上焦肺系症状，以致卫表不和而见恶寒、发热、头痛、身痛；肺失宣肃而见鼻塞、流涕、咳嗽、咽痛。因病邪自上而入，内合于肺，故尤以卫表不和为其主要方面。

时行邪气是指具有传染性的时行邪气袭人致病。多因四时之令不正，非其时而有其气。其特点为发病快，病情重，有广泛的流行性，且不限于季节性，而六淫又往往易于夹时行邪气伤人。

外邪侵袭人体，是否发病，关键在于正气的强弱，这是决定性因素，但同时与感邪的轻重也有一定关系。平素体虚，卫外不固，虚体感邪，素体阳虚者易感风寒，阴虚者易感风热、燥热。肺有宿疾，如肺经痰热、伏火，或痰湿素盛，肺卫失于调节，则每易招致外邪相引而发病。

二、辨证分型

（一）风寒感冒

风寒感冒常见于秋冬，多由风寒之邪外袭、肺气失宣所致。可见恶寒重，发热轻，无汗，头痛，肢节酸疼，鼻塞声重，时流清涕，喉痒，咳嗽，痰吐稀薄色白，舌苔薄白，脉浮或浮紧等症状。治以辛温解表为主，常用葱豉汤、荆防败毒散等方治疗。

（二）风热感冒

风热感冒多见于春季，由外感风热之邪、邪气犯表，肺气失和所致。症状表现为发热重、微恶风、头胀痛、有汗、咽喉红肿疼痛、咳嗽、痰黏或黄、鼻塞黄涕、口渴喜饮、舌尖边红、苔薄白微黄。治以辛凉透表、清热解毒为主,用银翘散治之。同时,临床亦可选抗病毒口服液、板蓝根颗粒、银翘解毒片等中成药。

(三)暑湿感冒

暑湿感冒发生于夏季。人体感受夏季暑湿时邪,又因贪凉,使体内的暑湿为风寒所遏,疏泄受阻,因而发病。可出现面垢,身热汗出,但汗出不畅,身热不扬,身重倦怠,头昏重痛,或有鼻塞流涕,咳嗽痰黄,胸闷欲呕,小便短赤,舌苔黄腻,脉濡数等症状。治以解表化湿、理气和中为主,藿香正气丸治之。

(四)时行感冒

时行感冒主要表现为发病急骤、发热恶寒、头痛身痛,或有鼻塞流涕、咽喉肿痛,肌肉酸疼,或有恶心呕吐,大便溏薄,舌质红,苔黄,脉数。治当清暑解表,选方新加香薷饮加减。

三、改善感冒症状的膳食指导

药膳对改善小儿感冒症状具有积极的辅助作用。它可以根据小儿的体质和病情进行辨证施治,选择合适的食材和制作方法,帮助小儿缓解症状、辅助药物治疗、促进康复和预防复发。因此,在小儿感冒期间,家长可以适当地给小儿食用一些药膳,以促进康复。

辨证施治:辨证施治强调根据小儿的体质、病情以及感冒的证候来制订食疗方案。通过辨证施治,可以更加精准地选择食材和制作方式,使药膳更贴近小儿的病情需求,从而提高治疗效果。

缓解症状:药膳中的食材和制作方法往往具有特定的功效,如解表散寒、清热解毒、润肺止咳等。这些功效可以针对性地缓解小儿感冒时的症状,如发热、咳嗽、流涕等,使小儿在食疗的帮助下明显缓解症状,促进康复。

辅助药物治疗:药膳可以作为药物治疗的辅助手段,与药物配合使用,提高治疗效果。在医生的建议下,家长可以适当地给小儿食用一些具有辅助治疗作用的药膳。如薄荷、白芷等可以缓解发热、头痛等症状;葛根粥等可以缓解嗓子疼、口干舌燥等不适症状;而葱根葛豉粥则可以为小儿提供热量和水分,有助于消化。这些食疗方法可以在一定程度上减轻小儿的不适感,帮助他们更快地恢复健康。

安全性高:相比于药物治疗,药膳的安全性更高。由于药膳中的食材都是天然的食物,且经过合理的搭配和烹饪处理,因此不良反应相对较小,更适合小儿使用。

促进康复和预防复发:药膳不仅可以帮助小儿在感冒期间缓解症状、提高治疗效果,还可以促进康复和预防复发。通过合理的饮食调养和营养补充,可以增强小儿的身体素质,提高抵抗力,降低感冒的复发率。

总之,食疗在改善小儿感冒症状中具有重要的价值与意义。需要注意的是,食疗并不能完全替代药物治疗,家长在使用食疗方法时应该根据小儿的实际情况和医生的建议进行选择和搭配。同时,在感冒期间,家长还应该注意给小儿提供充足的休息和水分,保持室内空气流通,避免交叉感染,以帮助小儿更快地恢复健康。

(一)薄荷

薄荷,味辛,性凉,归肺、肝经,具有疏散风热、清利头目、利咽等功效。常用于小儿感冒类药物中,如川芎茶调散、银翘散等。

【古籍溯源】

《本草图经》《证类本草》《日用本草》《本草纲目》《本草蒙筌》等古籍载薄荷具有疏散风热、清利头目、利咽等功效,常用于治疗小儿风涎,小儿惊风壮热等。

【现代研究】

现代研究发现,薄荷含有挥发油、黄酮、有机酸、氨基酸等成分,对中枢、消化、呼吸等系统的药理作用明显。

(1)兴奋中枢神经:薄荷富含薄荷油。内服薄荷油通过兴奋中枢神经系统,使皮肤毛细血管扩张,促进汗腺分泌,增加散热,从而起到发汗解热作用。临床上常用于风热感冒。

（2）保护胃肠道，缓解痉挛：薄荷中的薄荷油或薄荷醇能抑制胃肠平滑肌的收缩，呈现解痉作用。

（3）抑制病毒和细菌：薄荷煎剂对多种病毒和细菌均具有抑制作用。薄荷挥发油、薄荷醇及单萜类等有较强的抗菌活性，且具有一定的协同作用。

（4）调节神经系统：薄荷所含挥发性物质对中枢神经系统具有双向调节作用。少量挥发物质能兴奋中枢及末梢神经，大量则产生神经抑制作用。

（5）抗氧化：薄荷中的薄荷多糖、黄酮类、黄酮烷类以及酚酸类是发挥抗氧化作用的主要成分。

（二）葛根

葛根，味甘、辛，性凉，归脾、胃、肺经，具有升阳解肌、透疹止泻、除烦止渴等功效。常用于小儿感冒类药物中，如葛根汤、桂枝加葛根汤、柴葛解肌汤等。

【古籍溯源】

《神农本草经》《证类本草》《本草纲目》《本草征要》等古籍记载，葛根具有升阳解肌、透疹止泻、除烦止渴等功效，主消渴，身大热，呕吐等，同时也可用于治疗小儿热渴久不止等。

【现代研究】

现代研究发现，葛根含有黄酮、大豆苷元、三萜皂苷类等成分，对中枢、消化、呼吸等系统的药理作用明显。

（1）保护心脏：葛根乙醇提取物、大豆苷元、葛根黄酮等具有心脏保护作用。

（2）抗氧化自由基：葛根黄酮具有较强的抗氧化能力，能明显消除氧自由基和抗脂质过氧化，可用于防止生物膜的氧化损伤。

（3）保护肝脏：葛根对肝脏具有保护作用，可显著降低受损肝脏酶学指标，对慢性肝损伤具有一定保护作用。

（4）改善人体代谢：葛根素能够在一定程度上使胰岛素的敏感性增加，达到治疗糖尿病的效果。

（5）调节免疫：葛根中的异黄酮类化合物具有雌激素样作用，能够调节机体免疫，保护神经等。

（三）白芷

白芷，味辛，性温，归肺、脾、胃经，具有祛风除湿、通窍止痛、消肿排脓等功效。常用于小儿感冒类药物中，如川芎茶调散、九味羌活汤、柴葛解肌汤等。

【古籍溯源】

《神农本草经》《雷公炮制药性解》《本草经集注》《证类本草》《本草纲目》等古籍记载白芷味辛温，具有祛风除湿、通窍止痛、消肿排脓等功效。可治小儿身热、小儿流涕，亦主女人漏下赤白，血闭，阴肿等。

【现代研究】

现代研究发现，白芷含有的挥发油、香豆素、多糖、氨基酸与微量元素等，具有抗炎、镇痛、解痉、抗肿瘤等药理作用。

（1）抗炎镇痛：从白芷中分离出的佛手苷内酯、水合氧化前胡素和白芷素对内毒素具有显著抑制作用。由白芷组成的各种制剂广泛应用于治疗慢性鼻炎、鼻窦炎，具有抗菌抑菌、抗变态反应等多重作用。

（2）解痉：白芷具有舒张动脉血管、加快血液流动、改变血液性质、止痛的作用。

（3）抗氧化：白芷叶总香豆素具有较强的清除自由基能力，通过清除自由基发挥其抗氧化作用。

（4）抗癌：白芷香豆素主要通过抑制肿瘤细胞转移或增殖，促进肿瘤细胞凋亡，提高肿瘤细胞对药物的敏感性等发挥抗肿瘤作用。

（5）舒张血管：白芷提取物通过诱导组胺升高实现舒张血管作用。

（四）甜菜

甜菜，味甘、苦，性平，归肺、脾、胃经，具有疏风解热等功效。在小儿感冒类药物中常作为配药使用。

【古籍溯源】

《备急千金要方》《食疗本草》《得配本草》《证类本草》等古籍记载甜菜具有疏风解热的功效，常可用于治小儿热，亦主时行壮热，可解风热恶毒等。

【现代研究】

甜菜根中含有甜菜红素、甜菜碱、抗坏血酸、类胡萝卜素、酚酸、类黄酮及矿物质等,具有较强的抗氧化和抗癌能力,可有效地缓解高脂血症、冠心病、糖尿病等。

(1)抗氧化:红甜菜体内具有抗氧化功能的活性物质为甜菜红素、花青素、甜菜多糖等。花青素和甜菜红素具有较强的抗氧化能力,可有效清除活性氧。

(2)保护肝脏:已有的研究表明,甜菜碱可改善高同型半胱氨酸血症,预防和治疗非酒精性脂肪肝。

(3)抗癌:甜菜红素可直接诱导癌细胞凋亡,从而抑制疾病的进展。

(五)甘蔗

甘蔗,性寒,味甘,具有降压、润肺、滑肠的功效。临证常作为配药使用。

【古籍溯源】

《食疗本草》《本草纲目》等古籍记载,甘蔗具有润肺滑肠的功效,可除小儿客热,压丹石毒。

【现代研究】

甘蔗具有较强的通便润肺能力,亦可缓解抑郁、保护胃黏膜等。

(1)缓解抑郁:甘蔗含有5-羟色胺。适当食用可以补充5-羟色胺,驱散消极情绪,缓解抑郁。

(2)防治胃溃疡:甘蔗能提高胃黏膜的抵抗能力,增强对胃壁的保护,从而起到防治胃溃疡的作用。

（六）葛根粥方

组成：葛根（打粉）30克，大米30克，生姜10克。

制法：将葛根粉、大米、生姜放入锅中，加水煮后食用。

功效：健脾和胃，解热生津。

膳食指导：本方是《太平圣惠方》记载的小儿食治方，原方用于治疗小儿感冒后出现头痛、呕吐、半夜啼哭。原方的粳米多见于现代的东北大米。葛根分为粉葛和野葛，粉葛中淀粉含量较多。据现代药理研究显示，粉葛可生津，故葛根粥建议用粉葛。一起熬粥，可以疏风散热、生津舒筋、健脾和胃。

（七）葱根葛豉粥

组成：葱根3大把，葛根30克，淡豆豉10克，葱白1把，生姜10克，花椒15颗，大米适量。

制法：将葱根煮水去渣，后下入葛根、淡豆豉，去滓，加大米、生姜、葱白和花椒煮成粥，去渣食用。

功效：疏风散热，健脾止呕。

膳食指导：本方由《外台秘要》葱豉汤方变化而来。原方用于治疗伤寒出现头痛、脉象洪大的外感热病。原方中无葛根，发热无汗时加葛根。后人考虑小儿脾胃虚弱，故加生姜、花椒温中健脾。针对小儿发热、头痛、怕冷、腹泻、呕吐等症状，本方熬粥可疏风散热、健脾止呕止泻。应根据患儿情况酌量使用。

第四节　咳嗽怎么吃

一、病因病机

咳嗽是因外感或内伤等因素,导致肺失宣肃,肺气上逆,冲击气道,发出咳声或伴咳痰的一种病证。历代医家将有声无痰称为咳,有痰无声称为嗽,有痰有声谓之咳嗽。临床上多为痰声并见,很难分开,故以咳嗽并称。寒冷地区咳嗽发病率更高。《素问·咳论》指出"五脏六腑皆令人咳,非独肺也",强调了肺脏受邪以及脏腑功能失调均能导致咳嗽。咳嗽的病位主要在肺,无论外感六淫或内伤所生的病邪,皆侵及于肺而致咳嗽,故《景岳全书·咳嗽》说:"咳证虽多,无非肺病。"肺主气,其位最高,为五脏之华盖,其开窍于鼻,外合皮毛,易受外感内伤之邪,而肺又为娇脏,不耐病邪侵袭,邪侵则肺气不清,失于肃降,迫气上逆而作咳。

咳嗽分外感与内伤,均是病邪引起肺气不清失于宣肃,迫气上逆而作咳。《景岳全书·咳嗽》云:"盖外感之嗽,必因风寒。"风为六淫之首,其他外邪多随风邪侵袭人体,所以外感咳嗽常以风为先导,或挟其他邪气。临床上常由于气候突变或调摄失宜,导致外感六淫从口鼻或皮毛侵入,使肺气被束,肺失肃降,出现咳嗽。内伤咳嗽则是由于饮食不当,内生火热,熏灼肺胃,灼津生痰;或生冷不节,肥甘厚味，损伤脾胃，致痰浊内生，上犯于肺，阻塞气道；或因情志刺激，肝失调达，气郁化火，上逆犯肺，致肺失肃降而作咳。

二、辨证分型

（一）风寒咳嗽

风寒咳嗽是由气候变化，或机体卫外无力，感受风寒、肺气失宣所致。临床可见咳声重浊，气急，喉痒，咳痰稀薄色白，常伴鼻塞，流清涕，头痛，肢体酸楚，恶寒发热，无汗等，舌苔薄白，脉浮或浮紧。治法为疏风散寒，宣肺止咳。方用三拗汤合止嗽散。

（二）风热咳嗽

风热犯肺致风热咳嗽，即机体感受风热之邪，肺失清肃所致咳嗽。临床可见干咳无痰或痰黄稠，或发热，汗出恶风，口干咽痛，鼻流黄涕，舌红苔薄黄，脉浮数等。《医学入门·咳嗽》云："新咳有痰者外感，随时解散；无痰者便是火热，只宜清之。"因此，治宜疏风清热、宣肺止咳，常用银翘散、桑菊饮等方。

（三）气虚咳嗽

气虚咳嗽是由肺气不足，肺虚气无所主，余邪未解所致,临床可见咳嗽无力,痰液清稀,面色㿠白,气短乏力,自汗畏寒,舌淡嫩,边有齿痕,脉细无力。治当益气健脾,化痰止咳。选方六君子汤。

(四)痰湿咳嗽

痰湿蕴肺咳嗽是由于脾失健运,水谷不能化为精微上输以养肺,反而聚为痰浊,上贮于肺,导致肺气壅塞,上逆蕴阻,可出现咳嗽反复发作,晨起咳甚,咳声重浊,痰多,痰黏腻或稠厚成块,色白或带灰色,胸闷气憋,痰出则咳缓、憋闷减轻,可伴有体倦,脘痞,腹胀,大便时溏的症状,舌苔白腻,脉濡滑。治法以燥湿化痰,理气止咳。方用二陈汤合三子养亲汤。

(五)痰热咳嗽

痰热郁肺咳嗽是由于外感热邪或外感风寒,郁而化热,热灼肺津,炼液成痰,痰与热结,壅阻肺络所致。少数患者也可因痰湿日久,郁而化热导致痰热郁肺,可出现咳嗽气息急促,或喉中有痰声,痰多稠黏或为黄痰,咳吐不爽,或痰有热腥味,或咳吐血痰,胸胁胀满,或咳引胸痛,面赤,或有身热,口干欲饮等症状,舌苔薄黄腻,舌质红,脉滑数。治法为清热肃肺,化痰止咳。方用清金化痰汤。

(六)阴虚咳嗽

阴虚咳嗽多由久咳伤阴,痨虫袭肺,或热病后期阴津损伤所致。阴津亏损，肺燥失润，气机升降失司，或阴虚而内热自生，虚火灼伤肺络而出血，可出现一系列干燥失润及虚热症。具体表现为干咳，咳声短促，痰少黏白，或痰中带血丝，或声音逐渐嘶哑，口干咽燥，常伴有午后潮热，手足心热，夜寐盗汗，舌质红少苔，或舌上少津，脉细数。治法为滋阴润肺，化痰止咳。方用沙参麦冬汤。

三、缓解咳嗽的膳食指导

中医药膳强调根据咳嗽的不同类型（如风寒咳嗽、风热咳嗽、气虚咳嗽等）和患儿的体质状况，选用不同的药材和食材进行搭配，以达到辨证施治的目的。这种个性化的治疗方式能够更准确地针对病因，提高治疗效果。药膳不仅关注止咳本身，还注重调理患儿的整体身体状况，通过选用具有健脾、润肺、化痰等功效的药材和食材制作药膳，能从整体上改善患儿的咳嗽症状。另外，中医药膳选用的药材和食材大多来自天然植物，相比化学药物，其不良反应更小，更安全可靠，对于小儿来说，使用中医药膳进行治疗更为温和，不易产生不良反应。

同时，中医药膳的制作方法相对简单，家长可以在家中自行制作，为患儿提供更为贴心的护理。这种家庭护理方式不仅能够减轻家长的负担，还能够增强家长对患儿病情的关注和照顾。

总之，中医药膳对改善小儿咳嗽具有重要的意义和价值。因辨证施治、综合调理、天然安全等特点，中医药膳能够更准确地针对病因，提高治疗效果，增强免疫力，促进家庭护理。因此，在小儿咳嗽的治疗中，中医药膳是一种值得推广和应用的治疗方式。

（一）淡竹叶

淡竹叶，味甘、淡，性寒，归心、肺、胆、胃、小肠经，有清热泻火、除烦、生津利尿的功效。治热病烦渴，小儿惊痫，咳逆吐衄，面赤，小便短赤，口糜舌疮。常用于小儿心火上炎引起的口舌生疮等症，如导赤散等。

【古籍溯源】

《千金翼方》《本草备要》《本草纲目》《本草蒙筌》等古籍记载淡竹叶泻上焦烦热，可用于治疗咳逆喘促，呕哕吐血，中风失音，小儿痘毒，小儿惊痫等。

【现代研究】

现代药理证明，淡竹叶有解热、利尿、抗菌作用，临床上常用于治疗热病烦渴、口舌生疮、牙龈肿痛、小儿惊啼、肺热咳嗽、胃热呕哕、小便赤涩淋浊等。

（二）杏仁核

杏仁核，味苦，性温，有毒，入肺、大肠经，有祛痰止咳、平喘、润肠的功效。用治外感咳嗽，喘满，喉痹，肠燥便秘等。过敏者不可使用，不能过量食用。

【古籍溯源】

《神农本草经》《本草经集注》《名医别录》《证类本草》《药性论》等古籍记载杏仁核具有祛痰止咳、平喘润肠的功效，常用于治小儿、大人咳逆上气。

【现代研究】

苦杏仁中含有苦杏仁苷、脂肪油、苦杏仁酶、苦杏仁苷酶、樱叶酶、氨基酸、多种维生素及矿物质元素等，具体作用如下。

（1）镇咳平喘：苦杏仁苷在人体内分解，产生微量的氢氰酸，可对呼吸中枢产生抑制作用，使呼吸运动趋于平缓，从而起到镇咳平喘的作用。

（2）调节免疫：苦杏仁苷可提高巨噬细胞活性，调节免疫系统；也可通过直接抑制免疫细胞增殖，发挥免疫抑制作用。

（3）抗肿瘤：苦杏仁苷进入血液能够对癌细胞进行靶向清除，而对健康细胞无不良影响。苦杏仁苷可阻滞细胞分裂，从而达到抗肿瘤效果。

（4）抗氧化：各品种杏仁具有不同强度的还原能力，均可参与靶位点的还原反应从而有效清除位点自由基。

（三）冬瓜

冬瓜，味甘，性凉，归肺、大肠、小肠、膀胱经，具有利尿、清热、化痰、生津、解毒的功效。主治水肿胀满，淋证，脚气,痰喘,暑热烦闷,消渴,痛肿痔漏等;并解丹石毒、鱼毒、酒毒。

【古籍溯源】

《名医别录》《日华子本草》《滇南本草》《本草图经》等古籍均载冬瓜具有利水消肿、清热解暑的功效,味甘淡,性凉,入肺、大肠、小肠、膀胱经,可润肺,消热痰,止咳嗽,利小便,又治小儿惊风。

【现代研究】

(1)降脂减肥:冬瓜中含有丙醇二酸,可抑制糖类转化为脂肪,防止体内脂肪堆积,对防治高血压、动脉粥样硬化、高脂血症有一定的帮助。而且,冬瓜的膳食纤维含量很高,能够吸水膨胀,避免过多食物的摄入,具有减肥瘦身的作用。

(2)美容养颜:冬瓜中含有油酸、维生素、瓜氨酸,可抑制黑色素沉淀,具有美白、祛斑、润肤的效果。

(3)护肾利尿:冬瓜中含有总氨酸和葫芦素,对氯化汞引起的肾损伤有保护作用,可缓解体内水钠滞留、水肿等。冬瓜汁及冬瓜提取物还可以促进排尿,增加排尿量。

(4)清热解暑:冬瓜味甘性寒,夏天常吃可起到清热生津、解暑除烦的作用。

(四)松子仁

松子仁,味甘,性温,归肺、肝、大肠经,有润肺、滑肠的功效。用于肺燥咳嗽,慢性便秘,大便虚秘,皮肤燥涩,毛发不荣,诸风头眩,骨节风痹等。

【古籍溯源】

《本草纲目》《玉楸药解》《药性切用》《得配本草》《外科全生集》等古籍载松子仁具有益肺止嗽、补气养血、润肠止渴、温中搜风的功效,常用于小儿寒嗽壅喘等。

【现代研究】

（1）补充营养:松子仁含有微量元素钙、铁、钾和大量不饱和脂肪酸,为身体补充多种营养物质,缓解身体疲劳。

（2）保护心血管:松子仁含有丰富维生素E和大量不饱和脂肪酸,可以软化血管,降低血液黏稠度,能预防心血管病变。

（3）美容养颜:松子仁能加快皮肤细胞再生,滋养细嫩肌肤。松子仁中含有的一些活性成分,能抑制黑色素生成,常食用可以起到美白作用。

（4）延缓衰老:松子仁中含有维生素E、不饱和脂肪酸以及黄酮类化合物,能加快人体脂质代谢,保护人体各组织器官细胞不受氧化物质伤害,提高身体各器官功能。坚持食用可以延年益寿。

（五）枇杷

枇杷,味甘酸,性凉,有润肺止咳生津之功效,可用来辅助治疗肺热咳嗽、虚热肺痿、衄血呕逆等。在治疗小儿咳嗽中效果颇佳,如小儿枇杷露、川贝枇杷露等。

【古籍溯源】

《滇南本草》《本草纲目》《食疗本草》《本草求真》《玉楸药解》等古籍记载,枇杷具有润肺止咳生津的功效,常用于治疗哮喘、小儿惊风等。

【现代研究】

枇杷中含有黄酮类、酚类、萜类和苦杏仁苷等成分,其药理作用主要集中在抗氧化、抗炎、止咳、抗肿瘤、保护胃黏膜和抗过敏等方面。在治疗小儿咳嗽中具有较好的效果。

(1)抗炎、止咳:枇杷花的醇提物可以明显减缓咳嗽潜伏期,减少咳嗽次数,具有较好的抗炎、止咳效果。

(2)抗氧化:研究发现,枇杷果皮粗提液可以显著降低花生油中过氧化值的升高,具有很强的清除羟自由基和超氧阴离子自由基的能力。

(3)抗肿瘤:研究发现,枇杷中的一些活性成分具有抗肿瘤作用。

(4)调节免疫:枇杷叶三萜酸具有良好的免疫调节作用。

(六)鸡

鸡,味咸,性平,有祛风、活血、通络的功效。治小儿惊风,痿痹,折伤,目赤流泪,痈疽疮癣等。

【古籍溯源】

《证类本草》《名医别录》《本草拾遗》《痘疹正宗》等古籍记载,鸡具有祛风、活血、通络的功效,主小儿下血及惊风,女人崩中,漏下,久伤乏疮等。

【现代研究】

（1）提高免疫：在熬煮过程中,鸡肉可释放小肽、FAA、无机盐、核酸代谢产物等物质。FAA 是生物活性物质,参与细胞的构建,为人体提供生命活动所必须的氨基酸,维持机体的动态平衡,促进大脑发育,提高人体免疫力。

（2）营养作用：鸡肉脂肪含量在 3% 左右,具有较好的营养价值。

（七）猪

猪,味甘咸,性平,有滋阴、润燥的功效。治热病伤津,消渴羸瘦,燥咳,便秘。

【古籍溯源】

《备急千金要方·食治方》《名医别录》《本经逢原》《本草纲目》《滇南本草》等古籍记载猪肉补胃气虚竭,补虚乏气力,去惊痫,治寒热、五癃。同时也可以治疗小儿寒热等。

【现代研究】

（1）改善贫血：猪肉含有的半胱氨酸和血红素能促进人体吸收铁元素,有补血改善气色的功效。猪肉含有丰富的铁,可明显改善贫血。

（2）促进发育：猪肉中的蛋白质富含人体所必需的 8 种氨基酸,即色氨酸、苯丙氨酸、赖氨酸、亮氨酸、异亮氨酸、苏氨酸、蛋氨酸和缬氨酸,而且其比值接近人体所需的比值,可以为生长发育提供足够多的营养。

（3）保护视力:猪肉中含有的维生素 A 是构成视觉细胞中感受弱光的视紫红质的组成成分,能促进视力、提高生殖功能,保持皮肤、骨骼、牙齿和毛发健康生长。

（4）强壮骨骼:猪肉含有较多的钙、镁、磷、钠、钾、氯等人体必需的微量元素。其中钙、磷是生长骨骼的营养要素,能够强壮骨骼。

（八）山药粥方

组成:山药 30 克,大米 30 克。

制法:将山药、大米放入锅中,加水煮粥即可。

功效:健脾和胃止咳。

膳食指导:本方由《验方新编》所载方化裁。原方用于治疗小儿昼夜咳嗽、吃饭减少、皮肤发黄。原方山药加糖服用。山药本为治疗脾虚要药,属药食同源类药物,平时多食用可健脾和胃。

第五节　腹泻怎么吃

一、病因病机

腹泻,中医学称为泄泻、泄利、利下等,其表现为大便次数增多，粪质稀薄或如水样。在婴幼儿中，以6个月到2岁的小儿发病率最高，1岁以内约占半数。一年四季均可发病，以夏秋季节发病率高。本病轻症治疗得当预后良好，重症则预后较差，可出现气阴两伤，甚至阴竭阳脱；久泻迁延不愈，则易转为慢惊风或疳证。本病可因嗜食生冷、感受寒邪、脾胃虚弱导致。小儿脏腑薄弱，卫外不固，极易为外邪所袭，风寒之邪客于脾胃肠道，寒凝气滞，中阳被困，运化失职，升降失调，小肠清浊不分，合污而下，发为泄泻。饮食因素也是导致小儿拉肚子的原因之一，小儿脾常不足，运化力弱，饮食不知自节，若嗜食生冷，则会损伤脾胃，脾伤运化失职，胃伤腐熟不能，宿食停滞，升降失常，清浊不分，并走大肠发为泄泻。若小儿素体脾虚，脾虚迁延，日久损伤脾阳，伤及肾阳，肾阳不足，火不暖土，脾失温煦，阴寒内盛，水谷不化，并走肠间，则可发为泄泻。

二、辨证分型

（一）风寒泻

风寒泻主要表现为大便清稀，色淡夹有泡沫，臭味不甚，便前腹痛肠鸣，常伴有恶寒发热，鼻塞流涕等，舌淡红，苔白，脉浮。治宜疏风散寒，运脾化湿，方选藿香正气散加减。

（二）伤食泻

伤食泻主要表现为大便稀溏，夹有乳凝块或食物残渣，气味酸臭，或如败卵，脘腹胀满，嗳气酸馊，或有呕吐，不思乳食，腹痛拒按，泻后痛减，夜卧不安，舌苔厚腻，或微黄，脉滑实。治宜消食化滞，运脾和胃，方选保和丸加减。

（三）脾虚泻

脾虚泻主要表现为大便稀溏，色淡不臭，食后作泻，时轻时重，面色萎黄，神疲倦怠，食欲缺乏，形体消瘦，舌淡苔白，脉缓弱。治宜健脾益气，助运止泻，方选参苓白术散加减。

（四）脾肾阳虚泻

脾肾阳虚泻主要表现为久泻不止，食入即泻，大便清稀，澄澈清冷，完谷不化，或见脱肛，或有五更作泻，形寒肢冷，精神萎靡，睡时露睛，舌淡苔白，脉细弱。治宜温补脾肾，固涩止泻，方选附子理中汤合四神丸加减。

（五）湿热泻

湿热泻主要表现为发热或不发热，泻下稀薄或黏稠，色黄或绿，日十余次，兼见口渴心烦，小便短赤，苔黄腻，脉滑数。治宜清肠泄热，化湿止泻，方选葛根芩连汤加减。

（六）气阴两伤泻

气阴两伤泻主要表现为泻下无度，质稀如水，精神萎靡或心烦不安，目眶及前囟凹陷，皮肤干燥或枯瘪，啼哭无泪，口渴引饮，小便短少，甚至无尿，唇红而干，舌红少津，苔少或无苔，脉细数。治当益气养阴，酸甘敛阴，方选人参乌梅汤加减。

（七）阴竭阳脱泻

阴竭阳脱泻主要表现为泻下不止，次频量多，精神萎靡，表情淡漠，面色青灰或苍白，哭声微弱，啼哭无泪，尿少或无，四肢厥冷，舌淡无津，脉沉细欲绝。治当挽阴回阳，救逆固脱，方选生脉散合参附龙牡救逆汤加减。

三、改善腹泻的膳食指导

中医认为，脾胃是后天之本，气血生化之源。小儿腹泻多与脾胃功能失调有关，因此，通过药膳调理脾胃功能，有助于从根本上改善腹泻问题。相比西医的药物治疗，中医药膳更注重自然疗法，通过食物的自然属性和营养成分来调理身体，减轻药物对小儿身体不良反应。腹泻会导致小儿体内营养物质的流失，药膳通过选用易消化、富含营养的食物，有助于促进营养物质的吸收，为小儿提供足够的能量和营养支持。药膳强调"天人合一"的思想。通过药膳调理身体，符合自然规律，有利于小儿身体的自然恢复和健康成长。中医药膳注重个体差异，根据小儿的体质、病情等因素，制订个性化的药膳方案，更符合小儿的实际情况，有助于提高治疗效果。

总之，药膳在改善小儿腹泻方面具有重要的作用和意义。通过调理脾胃功能、减轻药物不良反应、促进营养吸收等方面的作用，改善小儿腹泻，提高小儿的身体健康水平。

前文已介绍过的白术、人参、芡实、白扁豆、木香、肉豆蔻等药物也可用于小儿泄痢，具体可见第二章第一节、第二章第四节及第三章第二节，此处不再赘述。

（一）柿

柿，味甘、涩，性寒，入心、肺、大肠经，有清热润肺、生津止渴的功效。可用于治疗热渴，咳嗽，吐血，口疮。中病即止，不宜多食。凡脾胃虚寒，痰湿内盛，外感咳嗽，脾虚泄泻，疟疾等不宜食用。

【古籍溯源】

《食疗本草》《证类本草》《本草纲目》《本草汇言》《本草易读》等古籍记载，柿具有清热润肺、生津止渴的功效，常用于治疗小儿感受湿热邪气而致之秋痢，与小儿食可止下痢、下血。

【现代研究】

柿子含有丰富的果胶和维生素 C,具有一定的抗氧化作用。

(二) 薤白

薤白,味辛、苦,性温,归心、肺、胃、大肠经,有通阳散结、行气导滞的功效。可用于治疗胸痹心痛,泻痢里急后重。

【古籍溯源】

《本草约言》《食医心镜》等古籍记载,薤白具有通阳散结、行气导滞的功效,常用于治赤白久痢,又治产后诸痢、小儿疳痢诸症。

【现代研究】

(1)止泻:薤白乙醇浸膏能明显促进肠管炭末输送,有一定抗泻下作用。

(2)其他:薤白还有抗血小板凝集、降低血脂、抗动脉粥样硬化、抗氧化及镇痛、抑菌、抗炎等作用。

(三) 黍米粥方

组成:羊脂、阿胶、蜡各 30 克,黍米 60 克。

制法:将上四物同入锅中,加水适量,同煮为粥。

功效:益气补中,补虚润燥,止痢。

膳食指导:本方出自《千金要方》。方中羊脂即羊的脂肪,性温味甘,功能补虚,润燥,祛风毒,用治虚劳羸瘦,久痢。阿胶有补血和血之功。蜡指蜂蜡,有收涩之效。黍米即黄米,能益气补中。

《太平圣惠方》《食医心镜》等古籍记载黍米粥治小儿下痢等。

(四)鸡子饼方

组成:鸡子3枚,醋少许,面少许。

制法:鸡子3枚,去壳,醋炒入面少许,和作饼子,炙熟,空腹食之。

功效:补虚止痢。

膳食指导:本方可用于治疗小儿脾胃虚弱所致的腹泻、痢疾,且能缓解腹痛。鸡子(鸡蛋)可提供高质量的蛋白质和多种营养物质,有助于补充由痢疾导致的营养物质丢失。加入醋炒后,具有收敛止泻的作用,有助于缓解下痢的症状。和面作饼后可提供小儿所需的能量和膳食纤维,有助于平衡饮食,维持肠道健康。鸡子饼可以空腹食用,以便更好地发挥食疗效果。食物的剂量可根据小儿的年龄、体质等情况进行适当调整。

《圣济总录》《普济方》《外台秘要》等古籍记载,鸡子饼方可用于治疗小儿秋夏暴冷痢等。

(五)猪子肝方

组成:猪肝1具,芜荑7.5克。

制法:猪肝切片,芜荑研末。芜荑末掺肝上,面裹煨熟,去面,空腹食肝。

功效:补益脾胃,除湿止痢。

膳食指导:本方空腹食用,可用于治疗小儿痢疾不止。芜荑具有除湿止痢功效,有助于改善肠道功能,调整肠道蠕动,从而缓解症状。猪肝可养肝补血,补气健脾,并有一定的滋补作用,增强小儿体质,增强免疫力。食物的剂量可根据小儿的年龄、体质等情况进行适当调整。

《圣济总录》《普济方》等古籍记载,猪子肝方可用于治疗小儿久痢、脾胃气虚下利等。

(六)三味粱米汤方

组成:高粱米50克,稻米50克,黍米50克。

制法:先将高粱米、稻米、黍米加水煮取汤汁,滤去渣服用。

功效:健脾和胃,厚肠止泻。

膳食指导:本方可用于治小儿泄泻。高粱米、稻米和黍米都是优质的谷物,富含糖类和膳食纤维,可以提供能量,有助于健脾和胃,厚肠止泻。

《圣济总录》《寿亲养老新书》等古籍记载,三味粱米汤方具有健脾和胃的功效,可用于治疗小儿泄注。

(七)鸡子煎

组成:鸡蛋1枚,黄蜡约5克。

制法:在锅中将黄蜡用小火融化,后将鸡蛋液搅拌均匀,倒入锅中炒熟后空腹食用。

功效:止泻、止痢。

膳食指导:本方可用于治疗小儿久泻、久痢不止,以及小儿积热伤脾所致的泄泻。黄蜡和鸡蛋的搭配有助于调节肠道功能,缓解症状,并有一定的滋补作用。在制作过程中,黄蜡融化后搅拌均匀,要确保与鸡蛋充分混合。在炒熟之后,可以空腹食用,以便更好地发挥食疗效果。食物的剂量可根据小儿的年龄、体质等情况进行适当调整。

《医学入门》载鸡子煎可用于治久泻、久痢及小儿疳泻不止等。

(八)鸡子粥

组成:鸡子1枚,糯米约100克。

制法:用糯米煮粥,粥临熟之时,加入鸡蛋搅匀,煮熟后食用。

功效:补虚止痢。

膳食指导:鸡子粥用于治疗小儿痢疾不止,身体瘦弱。鸡蛋和糯米粥的组合可以提供丰富的营养,有助于增强体质。同时,糯米具有良好的止泻效果,可以帮助缓解小儿症状。本食疗方有助于改善小儿的肠胃功能,促进消化吸收,提高免疫力,同时提供必要的营养,增强体质,改善瘦弱的状况。食物的剂量可根据小儿的年龄、体质等情况进行适当调整。

《证治准绳》载,鸡子粥可治小儿下痢不止、瘦弱等。

第六节　神经和精神障碍怎么吃

一、病因病机

小儿神经和精神障碍包含夜惊、习惯性抽动、注意缺陷多动障碍、特殊功能发育障碍、焦虑症、孤独症、躯体性精神病、精神分裂症、躁狂抑郁症等。近年来,注意缺陷多动障碍、焦虑症、孤独症等小儿发病率呈上升趋势。小儿神经和精神障碍的发生发展在中医理论中与心、肝两脏密切相关。脾主升清主疏泄运化、肾精可化生脑髓,与小儿情志不舒也有一定关系。

小儿脏腑娇嫩,形气未充,心、肝两脏同样未臻充盛,功能尚不健全。心为君主之官,主血脉,主藏神。肝为将军之官,主疏泄,主藏血。心肝配合,相互为用,共同维持正常的血液运行及精神情志活动。心气充沛,心血充盈、心神健旺,则血行正常,肝有所藏,有助于肝气疏泄,情志调畅;肝藏血充足,疏泄正常,情志舒畅,有利于心神内守及心行血功能的正常发挥。小儿心气未充、心神怯弱,表现为易受惊吓,思维及行为约束能力较差;小儿肝气尚未充实、经筋刚柔未济,表现为好动,易发惊惕、抽风等症。小儿"心常有余""肝常有余",这是指儿科临床上既易见心热炽盛、肝风内动等心肝病证,在其他病证尤其是热病过程中，也可出现心热易惊、心火易炽、肝风易动之证候特点。

肾为先天之本，肾精可化生脑髓，髓海充足则小儿精神情志正常，若先天不足，则可出现小儿生长发育迟缓。小儿具有脾常不足的生理特点，而脾是后天之本，脾胃运化的水谷精微是情志活动能量来源。加之，肾藏精、脾主运化水谷精微，脾、肾与五脏关系密切。因此，小儿情志活动出现异常可通过食疗手段补益先天后天，促进小儿的正常生长发育。

（一）注意缺陷多动障碍

注意缺陷多动障碍临床表现以与年龄不相应的注意缺陷、多动冲动为主要特征。病因主要为先天禀赋不足，后天失于护养，教育不当，或受环境影响等。其他如外伤瘀滞、情志失调等也可引起。其病机为脏腑阴阳失调，阴失内守、阳躁于外。

（二）焦虑性神经症

焦虑性神经症，简称焦虑症，是一种以焦虑、紧张、恐惧为临床特征的情绪障碍，常伴有肌肉紧张、运动性不安和自主神经症状。本病病因为五志过极、劳逸失度、病后失养、体质虚弱。其病机为脏腑虚弱，易受不良环境、精神刺激干扰，从而心主之神明失司；忧思过度，脏腑气机失调，闭塞不行。

（三）孤独症

孤独症，又称自闭症，以不同程度的社会交往障碍、交流障碍、局限的兴趣及刻板与重复行为方式为主要临床特征的一种广泛性发育障碍。本病病因为先天不足，肾精亏虚；神失所养，心窍不通；肝失条达，生发不利。其病机为脑神惑乱和脑髓不足。

（四）惊风

惊风是小儿常见的一种急重病症，临床以抽搐、昏迷为主要症状。其证候可概括为四证八候，"四证"即痰、热、惊、风；"八候"指搐、搦、掣、颤、反、引、窜、视。惊风分为急惊风和慢惊风两大类。

1. **急惊风** 起病急暴，八候表现急速强劲，病性属实、属阳、属热。病因主要包括外感风热、感受疫毒及暴受惊恐。病机关键为邪陷厥阴，蒙蔽心窍，引动肝风。

2. **慢惊风** 八候表现迟缓无力，病性属虚、属阴、属寒。多由大病、久病，如暴吐、暴泻、久吐、久泻等所致。病机为脾胃虚弱，土虚木亢；脾肾阳虚，失于温煦；久病伤阴，筋脉失于濡养。

（五）癫痫

癫痫以突然仆倒，昏不识人，口吐涎沫，两目上视，肢体抽搐，惊掣啼叫，喉中异声，片刻即醒，醒后如常人为特征。癫痫发病有先天因素和后天因素两种。先天因素主要责之于胎禀不足、胎产损伤和胎中受惊。如父母体弱多病，或孕期调护失宜，或早产难产等胎产损伤，或母惊于外，胎感于内，均可致胎儿受损，肾精不足，若有所犯，则气机逆乱，引发癫病。后天因素多为痰浊内伏、惊风频发、暴受惊恐、瘀血阻络等。另有其他诱发因素，如发热、疲劳、睡眠不足、过度换气、精神刺激、心理压力大、饮食不当、视听觉刺激、玩电子游戏等均可致气机逆乱而触动伏痰，痰随气逆，发为癫痫。本病病机关键为痰气逆乱，蒙蔽心窍，引动肝风。

二、辨证分型

（一）注意缺陷多动障碍

1.心肝火旺证

心肝火旺证主要表现为多动不安，冲动任性，急躁易怒，注意力不集中，做事莽撞，或好惹扰人，常与人打闹。面赤烦躁，大便秘结，小便色黄，舌质红或舌尖红，苔薄或薄黄，脉弦或弦数。治宜清心平肝，安神定志。方用安神定志灵加减。

2.痰火内扰证

痰火内扰证主要表现为多动多语，烦躁不安，冲动任性，难以制约，兴趣多变，注意力不集中，胸中烦热，懊恼不眠，纳少口苦，便秘尿赤，舌质红，苔黄腻，脉滑数。治宜清热泻火，化痰宁心。方用黄连温胆汤加减。

3. 肝肾阴虚证

肝肾阴虚证主要表现为多动难静，急躁易怒，冲动任性，难于自控，神思涣散，注意力不集中，难以静坐或有记忆力欠佳、学习成绩低下，或有遗尿、腰酸乏力，或有五心烦热、盗汗、大便秘结，舌红苔少，脉细弦。治宜滋养肝肾，平肝潜阳。方用杞菊地黄丸加减。

4. 心脾两虚证

心脾两虚证主要表现为神思涣散，注意力不能集中，神疲乏力，形体消瘦或虚胖，多动而不暴躁，言语冒失，做事有头无尾，睡眠不熟，记忆力差，伴自汗盗汗，偏食纳少，面色无华，舌质淡，苔薄白，脉虚弱无力。治宜养心安神，健脾益气。方用归脾汤和甘麦大枣汤加减。

（二）焦虑性神经症

1. 肝郁气滞证

肝郁气滞证主要表现为焦虑，情绪不宁，善怒易哭，时时太息，胸胁胀闷。舌质淡，苔薄白，脉弦。治宜疏肝和胃，理气止痛。方用柴胡疏肝散加减。

2. 心脾两虚证

心脾两虚证主要表现为焦虑，心悸易惊，善悲欲哭，面色苍白无华，少动懒言，神思恍惚，疲倦乏力、不思饮食，便清，舌质淡，舌体胖大且边有齿痕，苔薄白，脉沉细而弱。治宜补益心脾，方用归脾汤等。

3.心虚胆怯，痰火内郁证

心虚胆怯，痰火内郁证主要表现为焦虑善惊，坐卧不安，对声音、光线等刺激特别敏感，梦中惊悸，紧张则自汗出，舌淡，苔白腻或黄腻，脉象弦细或弦滑。治宜益气安神，镇惊定志。方用安神定志丸加味。

4.肾阴亏虚证

肾阴亏虚证主要表现为焦虑日久，惊悸不安，善恐易惊，腰膝酸软，耳鸣头晕，健忘失眠，舌红少苔，脉细数。治宜滋补肾阴，方用六味地黄丸、知柏地黄丸加减。

5.心肾不交证

心肾不交证主要表现为精神容易兴奋，回忆及联想增多，注意力难以集中，心烦焦虑，容易冲动，寐少口干，头脑空痛，善恐健忘，腰膝酸软，舌红少苔，脉象虚数或细数。治宜滋阴降火，交通心肾。方用天王补心丹合朱砂安神丸加减。

6.脾肾阳虚证

脾肾阳虚证主要表现为焦虑，嗜卧少动，惊恐多疑，食少腹胀，大便溏泄，腰膝酸软，动则头晕头痛、遗精，舌淡胖，苔白或滑，脉象沉细。治宜温补脾肾，方用真武汤、附子理中汤加减。

7.忧思伤脾证

忧思伤脾证主要表现为多思善虑,不能自控,终日沉浸于祸事即将降临的恐慌预感之中,倦怠少气,肌肉紧张重滞,纳呆,食不知味,腹胀,身体稍不适即产生疑病情绪,舌淡红,苔白腻,脉濡数。治宜行气健脾,方用归脾汤,补中益气汤。

8.惊恐伤肾证

惊恐伤肾证主要表现为突然出现强烈恐惧,有濒死感或失控感,惊叫或呼救,伴头晕、多汗、面色苍白、手脚麻木,舌淡红,苔白,脉紧弦。治宜益肾宁神,方用六味地黄丸、金匮肾气丸等。

9.血虚生风证

血虚生风证主要表现为周身拘挛紧张,甚则僵直,肩背部尤甚,伴双手轻微震颤、精神紧张时尤甚、心中惴惴不安,舌淡红,苔白,脉沉细无力。治宜凉血清热,养血润燥,息风止痒。方用养血润肤饮、当归饮子等。

（三）孤独症

1.肾精虚,神志失充证

肾精虚,神志失充证主要表现为生长发育迟缓,形体羸弱无力,精神萎靡,头晕目眩,健忘失眠,行动迟钝,表情淡薄,听力障碍,腰酸腿软,小便清长或尿频、遗尿,舌淡苔薄,脉沉弱或弦细。治宜补肾填精,方用左归丸加减。

2.肾阳虚损证

肾阳虚损证主要表现为大脑先天发育迟缓,前囟迟闭,牙软不牢,智力障碍,表情淡漠,面色淡白,四肢不温,腰酸腿软,形寒尿频,舌淡白,脉沉弱或沉迟。治宜温补肾阳,方用金匮肾气丸、右归饮加减。

3.肾阴虚耗证

肾阴虚耗证主要表现为发育迟缓,智力发育障碍,形体消瘦,头晕目眩,耳鸣耳聋,健忘少寐,腰膝酸软,心烦热或骨蒸劳热,颧红盗汗,咽干舌燥,舌红苔少,脉细而数。治宜滋补肾阴,方用六味地黄丸、知柏地黄丸加减。

4.痰迷心窍证

痰迷心窍证主要表现为痴呆,口角流涎,言语不清或喃喃自语,表情淡漠,舌体胖大,苔白腻,脉滑。治宜理气开郁,化痰通窍。方用顺气导痰汤加减。

5.瘀阻脑络证

瘀阻脑络证主要表现为痴呆不识人,言语謇涩,头痛,头晕,健忘,失眠,舌质暗或有瘀点,脉细涩。治宜活血化瘀,息风通络。方用通窍活血汤加减。

6.心肝火旺证

心肝火旺证主要表现为急躁易怒,任性偏执,听而不闻,不易管教,情绪不宁,高声叫喊,跑跳无常,面赤口渴,狂躁谵语,夜不成寐,时有便秘,口干,舌尖红,苔黄,脉弦数。治宜清肝泻火,方用龙胆泻肝汤、丹栀逍遥散加减。

7.心脾两虚证

心脾两虚证主要表现为经年不语,发育迟缓,神疲乏力,少言懒语,多梦易醒,时有夜惊,食少纳呆,面色少华,四末不温,舌淡苔薄,脉细弱。治宜补益心脾,方用归脾汤加减。

（四）惊风

1.急惊风

（1）外感风热证

外感风热证主要表现为起病急骤,发热,鼻塞,流涕,咽红,咳嗽,头痛,烦躁,神昏,抽搐,舌质红,苔薄黄,脉浮数。治宜疏风清热,息风止痉。方用银翘散加减。

（2）温热疫毒证

温热疫毒证主要表现为麻疹、流行性腮腺炎等疫病过程中,出现高热不退,神昏,四肢抽搐,头痛呕吐,烦躁口渴,舌质红,苔黄,脉数。治宜平肝息风,清心开窍。方用羚角钩藤汤加减。

（3）暑热疫毒证

暑热疫毒证主要表现为起病急骤,持续高热,神昏谵语,反复抽搐,头痛项强,呕吐,或嗜睡,或皮肤出疹发斑,口渴便秘,舌质红,苔黄,脉弦数。严重者可发生呼吸困难等危象。治宜清热祛湿,开窍息风。方用清瘟败毒饮加减。

（4）湿热疫毒证

湿热疫毒证主要表现为持续高热，昏迷，谵妄烦躁，频繁抽搐，腹痛呕吐，大便黏腻或夹脓血，舌质红，苔黄腻，脉滑数。治宜清热化湿，解毒息风。方用黄连解毒汤加减。

（5）暴受惊恐证

暴受惊恐证主要表现为平素情绪紧张，胆小易惊，暴受惊恐后出现惊惕不安，喜投母怀，面色乍青乍白，甚则抽搐、神志不清，大便色青，脉律不整。治宜平肝息风，镇静安神。方用琥珀抱龙丸合朱砂安神丸加减。

2. 慢惊风

（1）脾虚肝旺证

脾虚肝旺证主要表现为抽搐无力，时作时止；精神萎靡，嗜睡露睛，倦怠乏力，面色萎黄，纳呆便溏，时有肠鸣，舌质淡，苔白，脉沉细。治宜温中补虚，缓肝理脾。方用缓肝理脾汤加减。

（2）脾肾阳虚证

脾肾阳虚证主要表现为手足震颤或蠕动；神萎昏睡，面白无华或灰滞，口鼻气冷，额汗不温，四肢厥冷，溲清便溏，舌质淡，苔薄白，脉沉微。治宜温补脾肾，回阳救逆。方用固真汤加减。

（3）阴虚风动证

阴虚风动证主要表现为肢体拘挛或强直，抽搐时轻时重；精神疲惫，形容憔悴，面色萎黄，或时有潮红，虚烦低热，手足心热，易出汗，大便干结，舌绛少津，苔少或无苔，脉细数。治宜育阴潜阳，滋水涵木。方用大定风珠加减。

（五）癫痫

1.惊痫

惊痫主要表现为发作时惊叫，急啼，惊惕不安，神志恍惚，面色时红时白，四肢抽搐，神昏，平素胆小易惊，精神恐惧或烦躁易怒，夜寐不安，舌淡红，苔白，脉弦滑。治宜镇静安神，方用镇惊丸加减。

2.痰痫

痰痫主要表现为发作时突然跌仆，神昏，瞪目直视，喉中痰鸣，四肢抽搐，口黏多痰，胸闷呕恶，舌苔白腻，脉滑。治宜豁痰开窍，方用涤痰汤加减。

3.风痫

风痫主要表现为发作时突然仆倒，意识丧失，两目上视或斜视，牙关紧闭，口吐白沫，口唇及面部色青，颈项强直，频繁抽搐，舌质淡红，苔白，脉弦滑。治宜息风止痉，方用定痫丸加减。

4.瘀痫

瘀痫主要表现为发作时头晕眩仆，神识不清，单侧或四肢抽搐，抽搐部位及动态较为固定，头痛，大便干硬如羊屎，舌紫暗或见瘀点，脉涩。治宜活血通窍，方用通窍活血汤加减。

5.虚痫

虚痫主要表现为发病日久,屡发不止,瘛疭抖动,年长女孩发作常与月经周期有关,行经前或经期易发作;时有头晕乏力,腰膝酸软,四肢不温;可伴智力发育迟滞,记忆力差;舌质淡,苔白,脉沉细无力。治宜益肾填精,方用河车八味丸加减。

三、神经和精神障碍的膳食指导

食疗作为一种温和有效的调理方式,为辅助治疗及康复阶段缓解小儿神经精神类疾患症状提供了可行的途径。在小儿的食疗食养中,我们强调与其他脏腑的平衡协调,同时注重食物的性味归经,以及对精神情志的滋养调理。选择性味平和、清淡、易消化的食物,避免辛辣、燥热、刺激的食物,根据孩子的体质和症状,选用一些具有食疗作用的中药材。列举如下。

牛乳、冬瓜等药物也可以安抚小儿情绪,具体可见第二章第二节、第三章第四节,此处不再赘述。

(一)羊肉

羊肉,味甘,性热,归脾、胃、肾经,有温中健脾、补肾壮阳、益气养血的功效。主治脾胃虚寒,食少反胃,泻痢,肾阳不足,气血亏虚,虚劳羸瘦。

【古籍溯源】

《食疗本草》《备急千金要方·食治方》《增广和剂局方药性总论》《证类本草》等古籍载,羊肉具有温中健脾,补肾壮阳,益气养血的功效,可主风眩瘦病,小儿惊痫,丈夫五劳七伤,脏气虚寒等。

【现代研究】

（1）改善神经系统功能:研究发现,儿童在饮食中增加羊肉摄入量后,可以提高血液中的维生素 B_{12} 水平。维生素 B_{12} 是一种重要的营养素,参与红细胞的生成、神经系统的功能等。

（2）促进骨骼生长和发育:羊肉中含有丰富的蛋白质、钙和磷,可以促进骨骼的生长和发育。

（3）抗肿瘤:研究发现,羊肉可以抑制癌细胞的生长和转移,并提高机体对放疗和化疗的耐受性。

（二）鹿角菜

鹿角菜,味咸,性大寒,归肺、胃二经,有清热化痰、软坚散结的功效。主治劳热骨蒸,痰热咳嗽,肺结核,瘿瘤,瘰疬。

【古籍溯源】

《证类本草》《日用本草》《本草纲目》《食物本草会纂》等古籍载鹿角菜具有清热化痰、软坚散结的功效,可疗小儿骨蒸热劳。

【现代研究】

（1）促进消化：鹿角菜含有丰富的膳食纤维及微量元素，可增加胃肠道蠕动的次数，促进消化腺分泌，有助于消化吸收。

（2）补充人体必需的微量元素：鹿角菜含有丰富的氨基酸，纤维素及多种微量元素。鹿角菜中铁、钙、锌、锰等元素的含量都较高，特别是铁和钙的含量很高。

（三）小麦

小麦，味甘，性凉，归心、脾、肾经，有养心、益肾、除热、止渴的功效。主治脏躁，烦热，消渴，泄痢，痈肿，外伤出血，烫伤。

【古籍溯源】

《汤液本草》等古籍载小麦可养心益肾，止燥渴咽干，利小便，养肝气。常用于大人、小儿骨蒸肌热，妇人劳热等。

【现代研究】

（1）抗炎、抗氧化：有研究初步预测，小麦通过多靶点多通路的抗炎、抗氧化作用进行抗抑郁治疗。

（2）改善消化系统：小麦中的膳食纤维可以促进肠道蠕动，帮助儿童消化吸收。

（四）鸡卵白

鸡卵白，味甘，性凉，归肺、脾经，有润肺利咽、清热解毒的功效。主治伏热咽痛,失音、目赤,烦满咳逆,下痢,黄疸;外治疮痛肿毒,烧烫伤。

【古籍溯源】

《证类本草》《食疗本草》《名医别录》等古籍载,鸡卵白可润肺利咽,清热解毒,治疗目热赤痛,心下伏热,烦满咳逆,小儿下泄,小儿发热,妇人产难,胞衣不出等。

【现代研究】

(1)治疗烧伤:实践证明,鸡卵白,即蛋清,有收敛作用,能降低毛细血管的通透性,涂布后形成痂膜起到保护作用,能减少体液渗出,防止继发性休克的发生;同时痂膜又能防止不洁物质的污染和外来刺激,有减轻疼痛的作用。

(2)治疗体表炎症:对早期疖肿、外伤性肿胀和严重的局部注射反应,局部敷蛋清,有止痛、消炎、防止化脓的作用;对已开始化脓的也有控制炎症扩展,使炎症局限化的作用。

(五)鸡卵壳

鸡卵壳,味淡,性平,归胃、肾经,有收敛、制酸、壮骨、止血、明目的功效。主治胃脘痛,反胃,吐酸,小儿佝偻病,各种出血,自生翳膜,疳疮痘毒等。

【古籍溯源】

《本草纲目》《子母秘录》等古籍载,鸡卵壳具有收敛制酸,壮骨止血的功效,可用于小儿烦满欲死等。

【现代研究】

研究表明，鸡卵壳粉是一种纯天然的含有氨基酸和钙的有机物，具有钙含量高的优点，可作为一种新型的补钙品。

（六）牛蒡粥

组成：牛蒡根30克，粳米60克，白砂糖30克。

制法：将牛蒡根去掉硬皮，清水洗净，用刀将牛蒡根切成小丁，放入锅内，加水适量，置旺火上烧沸，再用小火熬煮15分钟，去渣，留汁待用。将粳米淘洗干净，沥干水。锅坐火上，放入牛蒡汁、粳米、清水适量，旺火烧开；撇净浮沫，改用小火慢煮至米熟见浓。放入白糖调匀即成。

功效：疏风散热、宣肺透疹、解毒消肿。

膳食指导：本方由古籍记载牛蒡粥方改良而成，加入适量的白糖，以增加口感。牛蒡具有清热解暑的作用；粳米提供丰富的能量，有助于益气养心，提高小儿体质。牛蒡粥能够治疗小儿心脏积热，烦躁恍惚的症状。通过食疗，可以缓解小儿的烦躁、恍惚的状态。牛蒡粥是一种温和的食疗方案，作为辅助治疗方法使用，在食用时注意控制食用量，适量为宜，避免过度摄入。如小儿对牛蒡或其他成分存在过敏反应，应避免食用该粥。

《太平圣惠方》等古籍记载牛蒡粥方可治小儿心脏积热，烦躁恍惚等。

（七）梨渴粥

组成：梨3个，粳米50克。

制法：将梨切碎，加水煎取汁，去渣后入米煮粥。

功效：生津润燥，清热化痰。主治小儿热咳，痰黄稠黏，热病伤津，烦渴引饮，消渴，便秘，小儿疳热。

膳食指导：梨渴粥有古籍记载，适用于小儿出现热咳症状，痰黄稠黏；热病引起的津液耗损，表现为口渴、烦躁、食欲缺乏等症状。梨渴粥中的梨具有生津润燥的作用，有助于缓解口渴、热病伤津的症状，有助于减轻痰黄稠黏、小儿热咳的症状。食用过程中选择新鲜、成熟的梨，并确保无过敏反应。根据小儿的年龄、体重等情况适量食用，避免过度摄入。脾虚便泄或患寒咳的小儿忌食，小儿痘后亦忌食。

《太平圣惠方》《本草经疏》《本草求原》等古籍记载，梨渴粥方可治小儿心脏风热，昏愦躁闷，小儿疳热及风热昏躁等。

（八）淡竹叶粥

组成：淡竹叶30克，粳米50克，白糖适量。

制法：淡竹叶洗净，切碎，加20倍量水煎煮20分钟，倒出药液，滤去渣，加粳米及水适量，武火烧沸，改文火慢慢熬至粥成，后加入白糖调匀即成。

功效：清心火，除烦热，利小便。适用于心火上炎、心阴不足所致的烦热口渴、口舌生疮、小便短赤、牙龈肿痛，以及用于夏季清热解暑。

膳食指导：淡竹叶粥方适用于小儿因心火上炎引起的烦热口渴、口舌生疮等症状。夏季高温天气，淡竹叶粥有助于小儿清热解暑。小儿服用淡竹叶粥有助于清除心火，缓解烦躁、口渴等症状。淡竹叶的利尿作用有助于改善小儿小便短赤的情况，应选择新鲜、干净的淡竹叶。根据小儿的年龄、体重等情况，适量食用，避免过度摄入。

《太平圣惠方》等古籍载，淡竹叶粥方可治小儿心脏风热，精神恍惚等。

（九）芦根粥

组成：鲜芦根 150 克，竹茹 15 克，鲜茅根 150 克，生姜 2 片，粳米 100 克。

制法：将芦根、竹茹、茅根、生姜均洗净后装入纱布内，入锅内加适量清水，水沸后煎煮 20 分钟，捞出药包弃。将粳米淘洗净放入煎汁内，再加适量清水，上火煮成稀粥。

功效：清热，除烦，生津，止吐。

膳食指导：芦根粥有古籍记载，补胃之津液，适用于小儿出现清热、烦躁、胃部不适、呕吐等症状。芦根具有清热除烦的功效，有助于缓解小儿的烦躁不安。芦根的和胃止呕作用，有助于缓解小儿的呕吐症状。粥中的芦根和粳米的搭配有助于生津,缓解小儿发热等症状。芦根粥有助于调整小儿的胃肠功能,促进食欲、缓解胃部不适。根据小儿的年龄、体重等情况适量食用,避免过度摄入。胃寒呕吐、肺寒咳嗽的小儿不宜选用。

《太平圣惠方》等古籍载,芦根粥方可治小儿呕吐心烦,热渴诸症。

主要参考书目

1. 施洪飞,方泓.中医食疗学[M].2版.北京:中国中医药出版社,2021.

2. 赵霞,李新民.中医儿科学[M].5版.北京:中国中医药出版社,2021.

3. 左铮云,刘志勇,乐毅敏.中医药膳学[M].北京:中国中医药出版社,2015.

4. 严仲铠,丁立起.中华食疗本草[M].北京:中国中医药出版社,2018.

5. 翁维健.药膳食谱集锦[M].北京:人民卫生出版社,1982.